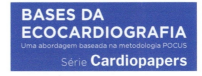

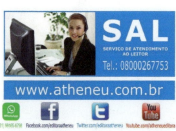

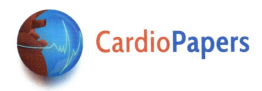

Editor do volume
Giordano Bruno de Oliveira Parente

Editores da série
Eduardo Cavalcanti Lapa Santos
André Gustavo Santos Lima
Fernando Côrtes Remisio Figuinha
Fabio Mastrocola

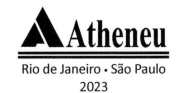

Rio de Janeiro • São Paulo
2023

EDITORA ATHENEU

São Paulo — Rua Maria Paula, 123 – 13° andar
Conjuntos 133 e 134
Tel.: (11) 2858-8750
E-mail: atheneu@atheneu.com.br

Rio de Janeiro — Rua Bambina, 74 – Lojas A e B
Tel.: (21) 3094-1295
E-mail: atheneu@atheneu.com.br

CAPA: FK Estudio
PRODUÇÃO EDITORIAL: Villa

**CIP-BRASIL. CATALOGAÇÃO NA PUBLICAÇÃO
SINDICATO NACIONAL DOS EDITORES DE LIVROS, RJ**

B316

Bases da ecocardiografia : uma abordagem baseada na metodologia POCUS / editor do volume Giordano Bruno de Oliveira Parente ; editores da série Eduardo Cavalcanti Lapa Santos ... [et al.]. - 1. ed. - Rio de Janeiro : Atheneu, 2023.
: il. ; 24 cm.   (Cardiopapers)

Inclui bibliografia e índice.
ISBN 978-65-5586-690-2

1. Ecocardiografia - Manuais, guias, etc. 2. Coração - Doenças - Diagnóstico - Manuais, guias, etc. I. Parente, Giordano Brno de Oliveira. II. Santos, Eduardo Cavalcanti Lapa III. Série

23-83706

CDD: 616.1207543
CDU: 616.12-07

Meri Gleice Rodrigues de Souza - Bibliotecária - CRB-7/6439
27/04/2023   02/05/2023

PARENTE, GBO
Série Cardiopapers. Volume: Bases da Ecocardiografia – Uma abordagem baseada na metodologia POCUS
©Direitos reservados à EDITORA ATHENEU – Rio de Janeiro, São Paulo, 2023.

Editores da Série

Eduardo Cavalcanti Lapa Santos

Editor-chefe e Cofounder do Cardiopapers. Especialista em Cardiologia pelo Instituto do Coração do Hospital das Clínicas da Faculdade de Medicina da Universidade de São Paulo (InCor-HC-FMUSP). Especialista em Ecocardiografia pela Sociedade Brasileira de Cardiologia (SBC). Especialista em Clínica Médica pela Sociedade Brasileira de Clínica Médica (SBCM). Doutor e Mestre pelo Departamento de Cirurgia da Universidade Federal de Pernambuco (UFPE).

André Gustavo Santos Lima

Cofounder do Cardiopapers. Residência em Cardiologia pelo Instituto do Coração do Hospital das Clínicas da Faculdade de Medicina da Universidade de São Paulo (InCor-HC-FMUSP). Título de Especialista em Cardiologia pela Sociedade Brasileira de Clínica Médica (SBC). Especialista em Ecocardiografia pelo InCor-HC-FMUSP e SBC. Título de Especialista em Terapia Intensiva pela Associação de Medicina Intensiva Brasileira (AMIB).

Fernando Côrtes Remisio Figuinha

Editor Cardiopapers e Cofounder do Cardiopapers. Cardiologista pelo Instituto do Coração do Hospital das Clínicas da Faculdade de Medicina da Universidade de São Paulo (InCor-HC-FMUSP). Título de Especialista em Cardiologia pela Sociedade Brasileira de Cardiologia (SBC).

Fabio Mastrocola

Residência em Cardiologia pelo Instituto do Coração do Hospital das Clínicas da Faculdade de Medicina da Universidade de São Paulo (InCor-HC-FMUSP). Especialista em Cardiologia pela Sociedade Brasileira de Cardiologia (SBC). Residência em Clínica Médica pelo HC-FMUSP. Especialista em Clínica Médica pela Sociedade Brasileira de Clínica Médica (SBCM). Especialista em Terapia Intensiva pela Associação de Medicina Intensiva Brasileira (AMIB). Chefe do Serviço de Cardiologia do Hospital Universitário Onofre Lopes – Universidade Federal do Rio Grande do Norte – Empresa Brasileira de Serviços Hospitalares (HUOL-UFRN-EBSERH). Coordenador da Residência Médica em Cardiologia e Preceptor da Residência em Clínica Médica do HUOL-UFRN.

Editor do Volume

Giordano Bruno de Oliveira Parente

Formação, Especialização em Cardiologia e Ecocardiografia e Mestrado em Medicina Interna pela Universidade Federal de Pernambuco (UFPE). Supervisor da Residência em Cardiologia do Hospital Agamenon Magalhães SES/PE. Cardiologista e ecocardiografista do Real Hospital Português, Hospital Santa Joana e Felicitè Health-Center.

Dedicatória

Gostaria de dedicar essa obra primeiramente aos pacientes, cujos corações são o objeto e objetivo das nossas ações. Também a minha família, Raquel, Amanda, Bruna e Léo. Aos eternos professores e amigos de profissão sempre dispostos a discutir e ajudar no meu infindável aprendizado na linha da imagem cardiovascular. E por último, ao incentivo e apoio materiais das imagens aqui expostas, do Real Hospital Português de Beneficência em Pernambuco.

Giordano Bruno de Oliveira Parente

Prefácio

Este manual apresenta, de forma concisa, mas ao mesmo tempo abrangente, os fundamentos teóricos indispensáveis e muito bem ilustrados para o entendimento e aprendizado da ecocardiografia. Giordano Bruno de Oliveira Parente é cardiologista de formação com atuação em ecocardiografia. Sua formação acadêmica, amplo conhecimento científico e grande atuação na prática clínica oferecem informações atualizadas e imprescindíveis para a utilização da ecocardiografia como método complementar na investigação de diversas cardiopatias.

Este Manual aborda os conceitos básicos e descreve as modalidades técnicas do método e como utilizá-las. A avaliação das câmaras cardíacas do ponto de vista anatômico e funcional é feita de forma objetiva e didática, bem como as doenças do pericárdio e as valvopatias mais frequentes. É demonstrado como se obter parâmetros hemodinâmicos pelas medidas do fluxo com o Doppler, de grande utilidade no diagnóstico e manuseio em diversas condições, inclusive à beira do leito. Em situações especiais, Giordano demonstra como obter melhoramento da imagem ajustando alguns recursos do equipamento. Além disso, descreve e explica objetivamente como proceder ao exame em pacientes sob ventilação mecânica, em ECMO, em uso de balão intra-aórtico e pós-parada cardiorrespiratória. A ecocardiografia fornece dados morfodinâmicos e funcionais para complementação do diagnóstico clínico. Nesse sentido, o autor explica, com detalhes e ilustrações pertinentes, como empregar o método na abordagem de pacientes com dor torácica, dispneia, choque, TEP e outras condições. No Apêndice 1 contém várias imagens interessantes, enquanto o Apêndice 2 traz valores de normalidade utilizados nos exames de rotina.

É com grande alegria que verificamos a trajetória do Dr. Giordano Bruno, não só do ponto de vista científico, mas especialmente pela sua dedicação como verdadeiro Médico. Em suma, recomendamos a leitura deste Manual a todos interessados no aprendizado e aprimoramento do procedimento ecocardiográfico.

Djair Brindeiro Filho
Sócio Fundador do Departamento de Ecocardiografia, em 1987.
Atual Departamento de Imagem Cardiovascular –
DIC da Sociedade Brasileira de Cardiologia (SBC).
Membro do Conselho Editorial dos *Arquivos Brasileiros de Cardiologia* e da *Revista de Imagem Cardiovascular*
Professor da Escola de Ecocardiografia de Pernambuco (ECOPE)

Sumário

Capítulo 1 – Introdução

POCUS (*Point of care ultrasound*), 1
Modalidades, 2
Aspectos médico-legais, 3
Considerações, 4

Capítulo 2 – Conceitos Básicos

Princípios do ultrassom, 5
Efeito Doppler, 6
Seu aparelho, 7
Escolha do transdutor, 10
Posicionamento do transdutor, 10
Imagem, 11
Pontos de amostragem do Doppler, 13
Ajustes, 13
Armazenamento, 15

Capítulo 3 – Janelas Ecocardiográficas Básicas

Conceito de janela, 17
Janela paraesternal longitudinal (ou eixo longo), 19
Janela paraesternal transversal (ou eixo curto), 21
Janela apical quatro-câmaras, 23

Janela subcostal quatro-câmaras, 25
Janela subcostal da veia cava, 26

Capítulo 4 – O Normal e o Alterado

Ecocardioscopia, 29

Capítulo 5 – Câmaras Esquerdas

Átrio esquerdo, 35
Ventrículo esquerdo, 37

Capítulo 6 – Câmaras Direitas

Átrio direito, 45
Ventrículo direito, 45

Capítulo 7 – Eco-hemodinâmico

Introdução, 49
Pressão venosa central (PVC), 50
Pressão sistólica de artéria pulmonar, 51
Pressão venocapilar pulmonar (média) – PVCP, 52
Débito cardíaco e integral velocidade-tempo da via de saída do ventrículo esquerdo, 55

Capítulo 8 – Pericardiopatias

Introdução, 59
Derrame pericárdico, 59
Espessamento pericárdico, 64

Capítulo 9 – Valvopatias Importantes

Introdução, 65

Aspecto das valvas, 65

Movimentação da valva, 65

Capítulo 10 – Janelas Avançadas

Introdução, 69

Eixo curto da janela paraesternal, 69

Janela paraesternal eixo curto da valva mitral, 69

Janela paraesternal eixo curto apical (ponta do ventrículo esquerdo), 71

Janela paraesternal dos vasos da base, 72

Janela apical cinco-câmaras, 74

Janela apical duas-câmaras, 74

Janela supraesternal, 75

Capítulo 11 – Situações Especiais

Janela "difícil", 77

Ventilação mecânica, 79

Oxigenação por membrana extracorpórea, 80

Balão intra-aórtico, 82

Pós-parada cardiorrespiratória, 82

Capítulo 12 – Abordagem Guiada por Problemas

Introdução, 87

Dor torácica, 88

Dispneia/insuficiência respiratória, 92

Choque, 93

Reposição volêmica/fluidorresponsividade, 95

Tromboembolismo pulmonar, 97
Síndrome coronariana aguda, 97
Insuficiência cardíaca, 98

Apêndice 1 – Atlas de Imagens

Abreviações, 101
Imagens normais e alteradas, 101

Apêndice 2 – Valores Normais, 111

Bibliografia consultada/sugerida, 115

Índice Remissivo, 119

1

Introdução

Point of care ultrasound

A metodologia *point of care ultrasound* (POCUS) constitui hoje uma realidade irreversível e em constante avanço no auxílio à semiótica médica. Contando com aparelhos cada vez mais acessíveis, avanços na melhoria das imagens e recursos, além da possibilidade por meio da miniaturização dos componentes de utilizar sondas "superportáteis" – de "bolso" –, temos um cenário se instalando que torna insuperável e definidora a utilização desta prática.

Como vantagens do método, podemos citar:

- Praticidade: pode ser realizado em qualquer lugar, sem precisar deslocar o paciente.
- Portabilidade.
- Não invasivo (sem riscos).
- Passível de repetição para avaliações sequenciais.
- Interpretação remota: as imagens gravadas podem ser enviadas a especialistas ou médicos mais experientes para análise, incluindo pós-processamento de imagens à distância.

Mas nem tudo é perfeito, e o método apresenta algumas desvantagens:

- Exigência de treinamento teórico/prático, incluindo a realização supervisionada dos exames.
- Subjetividade: algumas patologias podem ter uma interpretação diferente, o que acarreta muita variação interobservador.
- Imagens não ideais em algumas circunstâncias como deformidades torácicas, patologias pulmonares, baixas condições técnicas, além de artefatos que podem dificultar a obtenção de uma imagem ideal.

Princípios do POCUS cardíaco (ecocardioscopia)

Visando minimizar as desvantagens e favorecer as vantagens, existem alguns princípios:

- Protocolos de avaliação simplificados: por meio do uso de metodologia específica, seguindo um passo a passo geral (mínimo de visualizações) ou específico (abordagem orientada por problema ou cenários), visando a facilidade de obtenção da imagem além da facilidade do aprendizado.

- Pouca avaliação subjetiva: a avaliação subjetiva é representada pelo trinômio **MOI – marcante, óbvio e inquestionável**. Tudo que fugir a esse trinômio deveria, em tese, passar por uma avaliação com uso de medidas objetivas (p. ex., Doppler) que tenha menor variação interobservador.
- Medidas e cálculos padronizados: diferentemente do exame convencional, no POCUS cardíaco existe uma padronização específica para as medidas e cálculos visando facilitar todo o processo.
- Avaliação direcionada: a motivação para realizar o POCUS gerará hipóteses e perguntas específicas que devem ser respondidas, constituindo muitas vezes a denominada "abordagem orientada por problemas ou cenários", com dois objetivos básicos:
    — Aumentar a desconfiança ou descartar alguma hipótese, o que pode gerar ou afastar a realização de um exame definitivo.
    — Avaliar a presença de complicações potencialmente tratáveis (p. ex., uma disfunção cardíaca que sugira uso de inotrópicos ou indicação de trombólise na embolia pulmonar).
- Gravação para discussão: considerando incialmente o aprendizado, além da possibilidade de comparação entre exames sequenciais, a gravação das imagens, particularmente em movimento do coração, é fundamental inclusive para a documentação do exame.
- Não substitui o exame convencional: como o laudo não pode ser considerado definitivo quanto às alterações encontradas, o exame convencional deverá ser feito com as mesmas indicações de rotina podendo incluir como indicação os achados encontrados no POCUS.

Modalidades

- POCUS básico:
    — Voltado para complementação diagnóstica tanto em ambiente à beira do leito como em âmbito ambulatorial. Exame mais rápido, com visualizações e janelas principais, imagens somente bidimensionais e patologias de fácil reconhecimento. É o exame básico realizado com equipamentos ultraportáteis (ultrassonografia "de bolso"), bem como na iniciação de situações mais complexas (p. ex., unidade de terapia intensiva).
    — Muitas vezes utilizado como sinônimo de "estetoscópio do futuro", é peça valiosa para tirar uma dúvida de ausculta pulmonar, fazer um *screening* rápido na suspeita de insuficiência cardíaca, auxiliar na realização de procedimento invasivo etc.

- Exige relativo pouco treinamento e, na maioria das vezes, é voltado para médicos generalistas, emergencistas, clínicos e intensivistas com uma abordagem bem ampla e multissistema.
- POCUS avançado: inclui ferramentas adicionais como Doppler contínuo, pulsado, colorido e tecidual, novos cortes, técnicas para minimizar erros, artefatos etc. Necessariamente, exige um volume de treinamento maior tanto supervisionado como não supervisionado (discussão de casos à distância).
- POCUS dedicado: combina elementos do POCUS básico e avançado, direcionando para um órgão ou sistema específico (um reumatologista que tem ótima experiência com ultrassonografia em consultório para avaliar articulações, um pneumologista com boa visão de pulmão e coração). Nesta modalidade, é possível um conhecimento mais avançado em uma área mais específica. Além disso, o POCUS dedicado pode ser voltado para cenários bem específicos e já existem padronizações para isso. Vejamos algumas submodalidades:
  - Foco em cenários de atendimento (FOCUS ou *Focused Cardiac Ultrasound*).
  - Eco-hemodinâmico.
  - Ressuscitação cardiopulmonar – *focused echocardiographic evaluation in resuscitation* (FEER).
  - Trauma – *focused assessment with sonography for trauma* (FAST).
  - Procedimentos invasivos/acessos.

Aspectos médico-legais

Erros ou má-interpretações são muito comuns em cenários de emergência e UTI e devem ser confrontados de acordo com a urgência e a disponibilidade de outros meios que cada situação exige.

O uso de equipamento adequado, bem como o armazenamento das imagens, tanto para obter uma opinião compartilhada como para documentação do caso, é item importante.

Deve-se evitar utilizar laudos escritos que possam ser confundidos com o exame convencional, preferindo-se, na maior parte das vezes, descrever os achados dentro da evolução clínica (geralmente após o exame físico). Caso se opte por um modelo de laudo, devem-se usar os termos consagrados da modalidade, como POCUS ou ecocardioscopia.

Deve-se procurar ser o mais descritivo possível, evitando ser enfático quanto ao diagnóstico. Usar termos como "provável", "possível" e "discutível" é sempre preferível.

Massas anormais devem ser descritas de acordo com a ecogenicidade: hiperecogênica; hipoecogênica; anecoica etc.

Toda a descrição do método em prontuário tem de, em acordo com a equipe que também assiste o paciente, ser avaliada à luz dos demais achados (exame físico, outros exames complementares), podendo muitas vezes esses achados serem desprezados ou confirmados posteriormente após algum exame específico.

Considerações

Este guia destina-se a servir de manual para não ecocardiografistas. Sem jamais pretender substituir informações de diretrizes, artigos ou mesmo livros-textos sobre o assunto, ele contém os elementos essenciais nas mais variadas situações: para clínicos que queiram aliar o conhecimento prático-teórico; para intensivistas ou médicos que queiram estender e aprofundar a avaliação à beira do leito (POCUS).

O objetivo principal é puramente didático, procurando facilitar o aprendizado, o reconhecimento e a fixação dos principais elementos da metodologia POCUS aplicada à Cardiologia.

Aqueles que felizmente desejem se aprofundar mais no assunto notarão que muitas informações estão ausentes aqui, mas que isso, na prática, não afeta o objetivo principal citado anteriormente. Orientamos que se aprofundem nesse mundo à parte da Medicina, podendo, inclusive, contribuir para a disseminação desta técnica tão importante, e que consultem a bibliografia recomendada no fim desta obra.

2

Conceitos Básicos

Princípios do ultrassom

O ultrassom corresponde ao mesmo princípio físico das ondas sonoras, diferindo no fato de sua frequência se encontrar acima do espectro audível pelo ouvido humano (acima de 20 kilohertz). Os elementos principais dos aparelhos são cristais presentes nas sondas que, quando estimulados eletricamente, emitem a onda ultrassonora e esta, quando sofre interferência e reflete de volta até o cristal, faz este vibrar e transformar inversamente o estímulo ondulatório em sinal elétrico. O tempo entre a emissão e a captação do som, junto com a diferença deste sinal, formará 1 ponto da imagem, e estes pontos, quando somados (fileira de cristais), constituirão a imagem final que conhecemos.

Quanto maior a frequência da onda, maior a capacidade desta onda captar os detalhes dos tecidos avaliados (resolução); mas em compensação, menor será sua capacidade de penetrar nos tecidos (penetração). Dessa maneira, exames que utilizam sondas em alta frequência (exames esofágicos e pediátricos) são os que oferecem melhor qualidade de imagem.

Além disso, em virtude da facilidade e da previsibilidade da propagação do som, o exame idealmente é usado em meios de baixa densidade (tecidos moles, líquidos), havendo impossibilidade de se formarem imagens quando existe a interposição de meios gasosos (p. ex., enfisema pulmonar) e a dificuldade de avaliar estruturas que fiquem além de elementos muito sólidos como cálcio, já que existe reflexão total da onda de volta ao transdutor (Figuras 2.1 e 2.2).

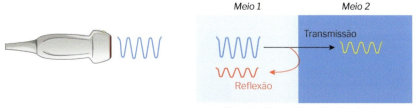

Figura 2.1 – Um feixe de cristais no transdutor emite a onda de ultrassom que, ao atingir a interface entre dois meios de densidades diferentes, sofre reflexão e retorna ao transdutor. A densidade de cada tecido atravessado pela onda determinará a absorção do sinal e a intensidade de reflexão (100% no cálcio, 0% na densidade líquida).
Fonte: Adaptada de Slama M. Echocardiography in ICU ed. 1. Springer ED, 2020.

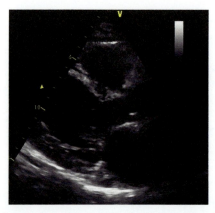

Figura 2.2 – Imagem ampliada da referência em tons de cinza com o espectro de densidade dos tecidos. Escala de cinza representando o espectro de densidade dos tecidos avaliados na imagem – variando do preto (densidade líquida; nessa imagem, o sangue) até o branco (densidade sólida). As variações de tons de cinza representam variações de intensidade da densidade dos tecidos.
Fonte: Acervo da autoria.

Efeito Doppler

Usado para avaliar o movimento (fluxo sanguíneo e tecidos). Quando ativado, o Doppler analisa, por meio da diferença entre a frequência emitida e a captada pela sonda, a velocidade e a direção da região que é avaliada. Estruturas estacionadas refletirão a onda com a mesma repetição de pulso (frequência em ciclos/segundo), mas no caso de um fluxo que se dirige ao transdutor, este movimento se somará a essa velocidade de repetição de pulsos e refletirá uma frequência maior (Figura 2.3).

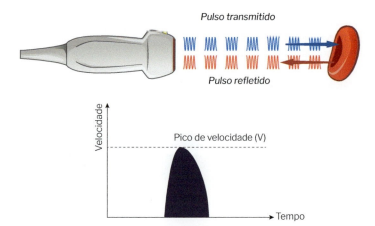

Figura 2.3 – Demonstração do mecanismo de detecção da velocidade pelo Doppler utilizando a diferença de frequência emitida/captada e formação da onda espectral correspondente.
Representação do efeito Doppler analisando a diferença entre o pulso emitido e o pulso refletido para calcular a direção e a velocidade de fluxo (representado na figura por uma hemácia e, no gráfico, como uma onda positiva de velocidade de pico V).
Fonte: Adaptada de Slama M. Echocardiography in ICU ed. 1. Springer ED, 2020.

O efeito Doppler é essencial para avaliação das alterações hemodinâmicas intracardíacas, particularmente nas valvulopatias e outras condições que modificam a velocidade normal dos fluxos cavitários ou mesmo da dinâmica tecidual. No modo colorido (color-Doppler), as curvas de fluxo são transformadas e sobrepostas à imagem bidimensional com uma codificação em cores que representa tanto a direção do fluxo (azul e vermelho) como a intensidade (mais claro ou mais escuro).

Seu aparelho

Conhecer seu aparelho, suas especificações e limites é o primeiro passo para realizar o exame.

A Figura 2.4 ilustra alguns tipos de aparelhos.

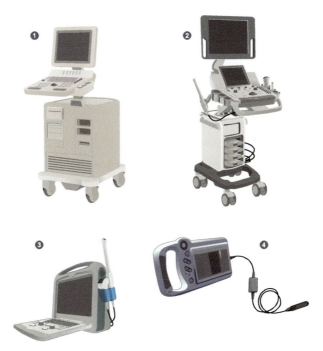

Figura 2.4 – Tipos de aparelhos.
(1) Equipamento completo para realização de exames ecocardiográficos e de ultrassonografia em clínicas (pouca portabilidade e alta capacidade de melhoramento da imagem e outras tecnologias).
(2) Estação de ultrassonografia com carrinho para uso em terapia intensiva e emergência; por ser dedicada à realização de procedimentos invasivos, geralmente tem poucos recursos adicionais.
(3) Aparelho de ultrassonografia portátil com console integrado. Semelhantes a um *notebook*, esses equipamentos têm qualidade técnica que os aproxima dos aparelhos fixos convencionais com a vantagem de serem facilmente carregados. No mercado, existe uma ampla quantidade de modelos e de marcas, algumas com poucos recursos e baixa qualidade de imagem e outros com excelentes recursos e refinamento da imagem. (4) Aparelho ultraportátil – conhecidos como "ultrassonografia de bolso" –, ainda com recursos em constante evolução, até o presente momento, não chega perto da qualidade dos anteriores (pacientes com "boa janela" são facilmente avaliados, o que não vale, muitas vezes, para a rotina com paciente mais crítico).
Fonte: Desenvolvida pela autoria.

Geralmente, os modelos mais básicos têm imagem bidimensional (2D) e oferecem a possibilidade do uso do modo unidimensional (modo M). Para a maior parte dos casos, a metodologia básica do POCUS é suficiente (Figura 2.5).

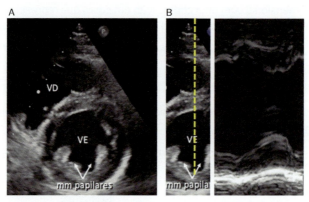

Figura 2.5 – Corte paraesternal eixos longo e curto simultâneos demonstrando local para obtenção das medidas do ventrículo esquerdo. (**A**) Modo bidimensional (2D). (**B**) Modo M.
VD: ventrículo direito; VE: ventrículo esquerdo.
Fonte: Acervo da autoria.

Quando é necessário acessar parâmetros hemodinâmicos como pressão sistólica da artéria pulmonar (PSAP), débito cardíaco, além de vários elementos em valvas e função cardíaca, o uso do Doppler é fundamental.

Com o Doppler, é possível medir a velocidade de fluxo ou a velocidade da movimentação do tecido (Doppler tecidual). Quando utilizamos o Doppler, é preciso escolher um ponto específico dentro da imagem 2D para a medição da velocidade do fluxo (Figura 2.6).

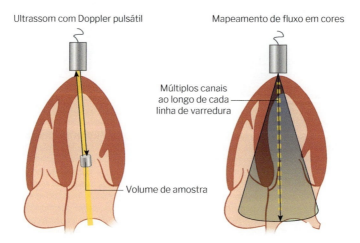

Figura 2.6 – Localização do volume da amostra no Doppler pulsátil e no Doppler colorido (mapeamento de fluxo em cores) em um corte apical.
Fonte: Adaptada de Otto CM, 2018.

O Quadro 2.1 sintetiza os tipos de Doppler e seus usos.

Quadro 2.1 – Tipos de Doppler e seus usos

Tipo de Doppler		Identificação
Pulsátil (PW)	Mede fluxos de baixa velocidade	
Contínuo (CW)	Mede fluxos de alta velocidade	
Colorido	Codifica em cores a intensidade e direção do Doppler dentro da imagem	
Tecidual	Mede a movimentação dos tecidos	–

O Quadro 2.2 faz uma síntese dos principais recursos em eco/ultrassonografia.

Quadro 2.2 – Modalidades ecocardiográficas utilizadas de acordo com o método POCUS apreendido

Modo	Uso	Objetivo
2D	POCUS básico	Visualização básica das alterações morfológicas e funcionais
Modo M		
Doppler pulsátil (PW)	POCUS avançado	Avaliação dos fluxos e dinâmica dos tecidos
Doppler colorido (CF)		
Doppler tecidual (TDI)		
Doppler contínuo (CW)		
Melhoramentos 2D (imagem harmônica, outros recursos)	Mais qualidade	Importante em pacientes com baixas condições técnicas

Nota: Todos os aparelhos têm o modo 2D; mas em cada equipamento, a disponibilidade dos demais recursos varia.
Fonte: Desenvolvido pela autoria.

Escolha do transdutor

O Quadro 2.3 sumariza os tipos de transdutor.

Quadro 2.3 – Tipos de transdutor

	Linear	Convexo	Setorial
Probe	Vascular	Abdominal	Cardíaco
Frequência	Alta	Baixa	Baixa
Imagem	Ótima	Razoável	Boa/razoável
Penetração	Baixa	Alta	Alta
Superfície de contato (*Footprint*)	Grande	Grande	Pequena
Imagem dinâmica	Não	Não	Ideal
Usos	Vascular, pleura, nervo óptico, guiar acessos	Abdome, FAST, pulmonar, pleura, ginecologia	Cardíaco, pulmonar, pleura, FAST
Feixe			

Fonte: Acervo da Escola Educação, Tecnologia e Saúde (Afya). Ilustrações desenvolvidas pela autoria.

Posicionamento do transdutor

No tórax, o posicionamento do transdutor corresponde a locais em que é possível a melhor visualização do coração, geralmente entre uma costela e outra (o cálcio da costela reflete 100% da onda de ultrassom).

Conceitos Básicos • 11

Imagem

A imagem do transdutor cardíaco (setorial) apresenta formato cônico, sua parte superior corresponde ao ponto que o transdutor toca na pele e todo o restante da imagem corresponde à distância entre a estrutura e o transdutor.

Na tela, os tecidos são codificados em tons de cinza com uma variação desde o preto (meio 100% líquido) até o branco (meios que refletem a onda de ultrassom como cálcio e metal). De acordo com a densidade do tecido, haverá uma variação entre esses dois extremos (Figuras 2.7 a 2.11).

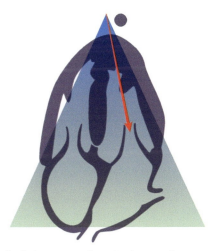

Figura 2.7 – Demonstração de imagem cardíaca. A seta vermelha representa a distância entre o transdutor e a valva mitral, e o círculo preto à direita do transdutor representa o marcador. Tudo que ficar à direita da tela estará no mesmo lado que o marcador do transdutor.
Nota: Os dois átrios que estão mais distantes que os dois ventrículos geralmente têm resolução pior; quanto mais próximo do transdutor, melhor a qualidade da imagem.
Fonte: Desenvolvida pela autoria.

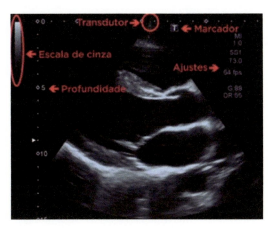

Figura 2.8 – Elementos mostrados na imagem bidimensional.
Fonte: Acervo da autoria.

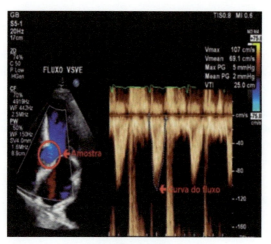

Figura 2.9 – Elementos mostrados na imagem com Doppler pulsátil.
Fonte: Acervo da autoria.

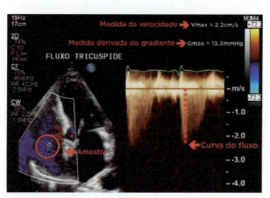

Figura 2.10 – Elementos mostrados na imagem com Doppler contínuo.
Fonte: Acervo da autoria.

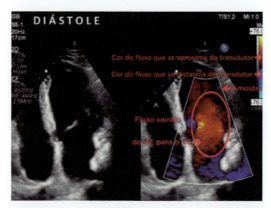

Figura 2.11 – Imagem em diástole. A área colorida em vermelho indica o fluxo que se aproxima do transdutor (átrio esquerdo em direção ao ventrículo esquerdo). O que se distancia do transdutor fica codificado em azul.
Fonte: Acervo da autoria.

Pontos de amostragem do Doppler

Após escolher que Doppler usar (pulsátil, contínuo ou tecidual) e uma vez acionado o mapeamento colorido para a imagem bidimensional, é importante saber quais os pontos de amostragem (pontos de referência) para se obter o Doppler (Figura 2.12).

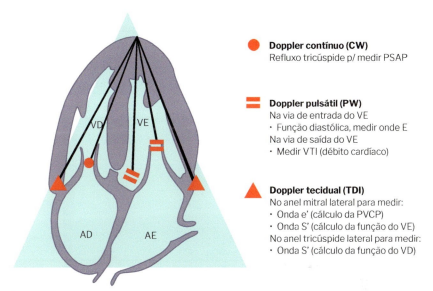

Figura 2.12 – Pontos de amostragem do Doppler.
AD: átrio direito; AE: átrio esquerdo; VD: ventrículo direito; VE: ventrículo esquerdo.
Fonte: Desenvolvida pela autoria.

Sabendo-se a velocidade ao Doppler, como calcular o gradiente?

O Doppler contínuo fornece a velocidade entre duas cavidades e, quando essa velocidade é elevada, é possível calcular a diferença de pressão (gradiente) entre essas duas cavidades usando a fórmula:

$$\text{Gradiente} = 4 \times (\text{velocidade})^2 = 4V^2$$

Em que: velocidade em m/s.

Por exemplo, para uma velocidade de 3 m/s, o cálculo é:

$$\text{Gradiente} = 4 \times 3^2 = 36 \text{ mmHg}$$

Ajustes (Figura 2.13)

Imagem 2D

- Ganho ou brilho: ajusta a intensidade da imagem. Conta com um seletor geral, muitas vezes o próprio seletor (2D), e pode ser ajustado de acordo com a profundidade (ganho setorial). Muito ganho pode gerar artefatos, pouco ganho pode dificultar visualização das estruturas.

- Abertura (*width*): determina o ângulo de varredura da imagem 2D; quanto maior a abertura, maior prejuízo da imagem.
- Profundidade: determina até que profundidade a imagem será formada. Deixar imagens muito profundas tende a piorar a qualidade e a resolução da imagem.
- Frequência: reduzir a frequência possibilita boa visualização de estruturas profundas, mas causa perda da resolução da imagem, enquanto pontos mais próximos ao transdutor são mais bem visualizados quando a frequência estiver alta.
- *Frame rate* ou velocidade de quadros: ajusta quantas vezes a imagem é renovada. Alto *frame rate* é ideal para visualizar estruturas com alta movimentação.

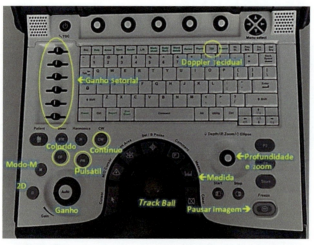

Figura 2.13 – Exemplo de teclado de aparelho VIVID portátil, da GE®, com principais ajustes.
Fonte: Acervo da autoria.

Modo Doppler

- Ganho: ajusta a intensidade da imagem. Pode ser um seletor geral ou o próprio botão (PW, CW, TDI). Deve-se ajustar para as ondas aparecerem bem na tela, mas evitar muito ganho (falsas ondas Doppler podem surgir).
- Escala e linha de base: têm o objetivo de enquadrar as curvas de fluxo.
- Velocidade de varredura (*sweep*): velocidade da curva de fluxo (e também do modo M).
- Filtro (*filter*): para deixar a curva de fluxo sem outras interferências e facilitar a análise.

É importante lembrar que, geralmente todos esses ajustes são salvos como configuração padrão de cada sonda do aparelho, mas devemos lembrar que, a depender do objetivo, pode haver necessidade de um ajuste mais fino.

Cada configuração de ajustes pode ser salva como um *preset*, podendo, inclusive, um examinador mais experiente criar *presets* mais específicos, como "janela ruim", "tórax difícil" etc.

Armazenamento

Armazenar imagens é fundamental tanto para pós-avaliação mais cuidadosa como para discussão das imagens obtidas com outros colegas. Em situações críticas, em que não é possível realizar as medidas e os cálculos, o armazenamento é imprescindível para a otimização do tempo de exame. Além disso, com a imagem gravada, é possível fazer comparações lado a lado de exames realizados sequencialmente.

Tecla <STORE>

Os equipamentos oferecem dois tipos de armazenamento: aquele de uma imagem só, parada, que é suficiente nos registros Doppler e modo M, e a imagem em movimento (vídeo), fundamental para análise "em tempo real" tanto da morfologia como da função (2D). A maioria dos aparelhos, durante a visualização, salva temporariamente o vídeo para poder percorrê-lo retrospectivamente usando o *track ball* quando a imagem for pausada. Dependendo do que for observado, esse vídeo pode também ser salvo como imagem em movimento (<SAVE CLIP> ou <CLIP STORE>).

3

Janelas Ecocardiográficas Básicas

Conceito de janela

Para visualização do coração dentro do tórax, são usados pontos específicos que podem variar um pouco de um paciente para outro, conhecidos como "janelas ecocardiográficas" (Figura 3.1).

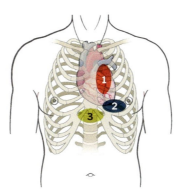

Figura 3.1 – Diagrama demonstrando os locais de obtenção das janelas. **(1)** Janela paraesternal; **(2)** Janela apical; **(3)** Janela subcostal.
Fonte: Adaptada de Soni NJ, 2019.

A partir de cada janela, são definidos os planos de cortes, e em alguns casos, o nível ou a otimização da imagem.

Quadro 3.1 – Janelas e cortes considerados básicos

Janela	Corte
Paraesternal	Eixo curto
	Eixo longo (longitudinal)
Apical	Quatro-câmaras
Subcostal	Quatro-câmaras
	De veia cava inferior

Fonte: Desenvolvido pela autoria.

Mesmo visualizando as mesmas estruturas, o objetivo de aprender vários cortes é confirmar os achados e utilizar outra opção de visualização em paciente com imagem insatisfatória. É frequente encontrar janela subcostal de excelente qualidade em pacientes pneumopatas sem janela paraesternal ou apical satisfatórias.

Movimentos do transdutor

Para a obtenção da janela, além da localização correta, o examinador deve promover o posicionamento e a movimentação correta do transdutor (Figura 3.2). Para isso, são considerados os três eixos principais sempre levando em consideração a posição do marcador que fica na lateral do transdutor.

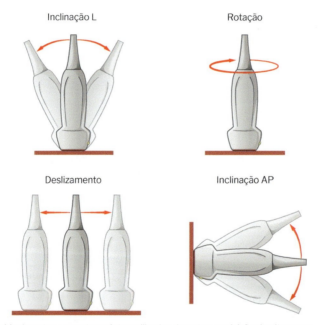

Figura 3.2 – Movimentos com o transdutor utilizados durante a aquisição do ultrassom.
Fonte: Acervo da Escola Educação, Tecnologia e Saúde (Afya).

Sequência do posicionamento:

- Posição: o transdutor é situado na área de interesse (janela) em um ângulo da pele de 90° nos dois eixos principais.
- Rotação: o transdutor é rodado sobre seu eixo principal no sentido horário ou anti-horário. Muitas vezes, pode ser usada a posição dos ponteiros do relógio ou mesmo algum detalhe anatômico para apontar a marca do transdutor.
- Inclinação: o transdutor é inclinado no sentido para cima, para baixo, medial ou lateral sempre mantendo o posicionamento da marca e o outro eixo fixo.
- Varredura (deslizamento): com a angulação e rotação certa, é feita a varredura até se obter uma imagem próxima ao objetivo.

- Otimização: pequenas variações da rotação, inclinação e varredura com o objetivo de deixar a imagem padrão. Um ponto importante para os iniciantes é nunca executar mais de um movimento por vez e, em caso de dificuldade, procurar começar todo o processo do início (fase I).

O que o examinador deve observar no exame 2D?

- Análise morfológica: basicamente o aspecto, as dimensões e a presença de elementos anômalos de todas as estruturas cardíacas – cavidades, paredes, valvas, vasos e pericárdio.
- Análise funcional: a contratilidade global e segmentar e a dinâmica valvar (movimento de abertura e fechamento).

Janela paraesternal longitudinal (ou eixo longo)

Técnica

- Idealmente com o paciente em decúbito lateral esquerdo.
- Posição: linha paraesternal esquerda, na altura dos 3º a 4º espaços intercostais.
- Rotação: marcador apontado para ombro direito (posição de 11 horas do relógio) (Figura 3.3).
- Inclinação: angulação do transdutor a cerca de 90° da pele.
- Observações: muitas vezes, é necessária uma varredura para cima ou para baixo, além de uma angulação diferente de 90°. Para corações mais longilíneos, deve-se ajustar a posição para baixo e rodar um pouco no sentido horário.
- Uma vez obtida a imagem (Figura 3.4), deve-se inclinar o transdutor com o objetivo de obter a maior cavidade do ventrículo esquerdo (VE) possível.

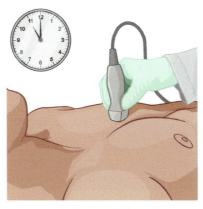

Figura 3.3 – Imagem demonstrando o posicionamento do transdutor no corte paraesternal longitudinal eixo longo.
Fonte: Desenvolvida pela autoria.

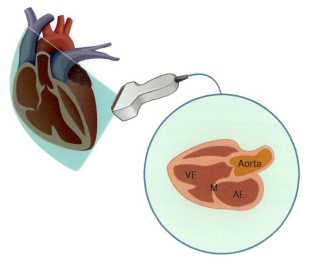

Figura 3.4 – Corte paraesternal longitudinal.
AE: átrio esquerdo; M: mitral; VE: ventrículo esquerdo.
Fonte: Adaptada de Zamorano JL, 2017.

Devemos visualizar bem nesse corte (Figura 3.5) a porção proximal da aorta com a valva aórtica, a valva mitral, o ventrículo esquerdo (VE) (sem o ápice) e o átrio esquerdo (AE).

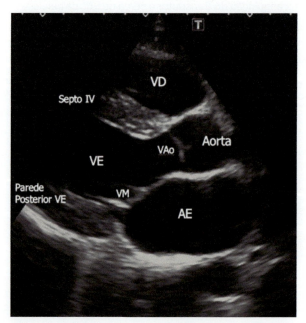

Figura 3.5 – Corte paraesternal longitudinal com valvas mitral e aórtica fechadas.
AE: átrio esquerdo; IV: septo interventricular; VAo: valva aórtica; VD: ventrículo direito; VE: ventrículo esquerdo; VM: valva mitral.
Fonte: Acervo da autoria.

Janela paraesternal transversal (ou eixo curto) (Figuras 3.6 a 3.8)

Técnica

A partir do corte anterior, deve-se estabilizar bem a imagem e:

- Rotação: rodar o marcador no sentido horário 90° (geralmente apontando para 2 horas do relógio). Para fazer esse movimento, é importante manter a inclinação do transdutor com a pele; para isso, muitas vezes podem ser usadas as duas mãos (uma é usada como suporte, e a outra promove a rotação).
- Inclinação: inclinar o transdutor no sentido inferior até identificar os dois músculos papilares e uma cavidade ventricular perfeitamente circular.
- Observação: em alguns casos, pode ser necessário reposicionar o transdutor um pouco para a esquerda e em um espaço intercostal abaixo.

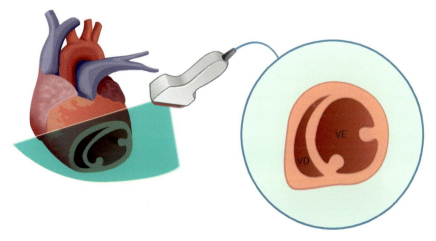

Figura 3.6 – Corte paraesternal transversal.
VD: ventrículo direito; VE: ventrículo esquerdo.
Fonte: Adaptada de Zamorano JL, 2017.

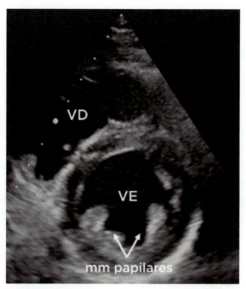

Figura 3.7 – Corte paraesternal eixo curto.
mm papilares: músculos papilares; VD: ventrículo direito; VE: ventrículo esquerdo.
Fonte: Acervo da autoria.

Nesse corte, a cavidade do VE é bem visualizada com os dois músculos papilares, e o ventrículo direito (VD) tem um formato de "meia-lua". É possível, por análise comparativa, examinar a contratilidade de todos os segmentos médios do VE.

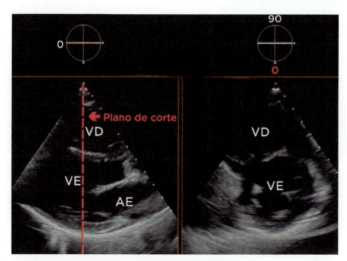

Figura 3.8 – Corte paraesternal obtido com um transdutor biplanar (eixos longitudinal e transverso são obtidos simultaneamente). Nessa imagem, é possível visualizar o plano de corte ortogonal.
AE: átrio esquerdo; VD: ventrículo direito; VE: ventrículo esquerdo.
Nota: Imagem realizada com equipamento biplanar em que é possível identificar o plano de corte a partir do eixo longitudinal. A centralização no eixo longo do VE no meio da imagem facilita muito a obtenção do eixo curto (rotação de 90°).
Fonte: Acervo da autoria.

Janela apical quatro-câmaras
(Figuras 3.9 a 3.11)

Técnica

Essa janela pode ser obtida com paciente em decúbito dorsal, mas, muitas vezes, é preferível uma posição intermediária entre o decúbito lateral esquerdo e o decúbito dorsal (essa posição inclusive facilita que o examinador apoie, no leito, a mão que segura o transdutor).

- Posição: ápice do coração (localização do *ictus cordis*), que, em indivíduos sem cardiomegalia, encontra-se no cruzamento do 5º espaço intercostal com a linha hemiclavicular esquerda.
- Rotação: marcador apontado para 3 horas do relógio.
- Inclinação: angulação cefalizada por uma linha imaginária que une o transdutor e o eixo principal do coração. É como se o transdutor apontasse para a aorta ascendente do paciente.
- Ajuste: até obter a perfeita visualização das quatro câmaras (4C), altere a inclinação lateral ou cefálica, bem como a rotação do transdutor.
- Observação: uma referência importante é conseguir colocar a ponta do VE na posição mais alta da tela, apontando para o triângulo superior da imagem. Idealmente, o septo interventricular deve ocupar o centro da imagem.

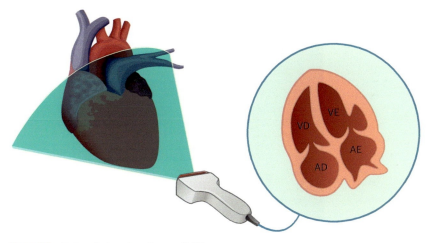

Figura 3.9 – Corte apical quatro-câmaras (A4C).
AD: átrio direito; AE: átrio esquerdo; VD: ventrículo direito; VE: ventrículo esquerdo.
Fonte: Adaptada de Zamorano JL, 2017.

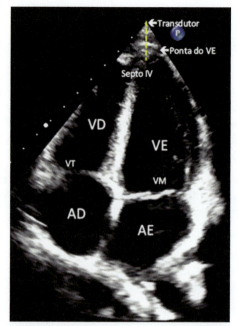

Figura 3.10 – Corte apical quatro-câmaras.
AD: átrio direito; AE: átrio esquerdo; IV: interventricular; VD: ventrículo direito; VE: ventrículo esquerdo; VM: valva mitral; VT: valva tricúspide.
Fonte: Acervo da autoria.

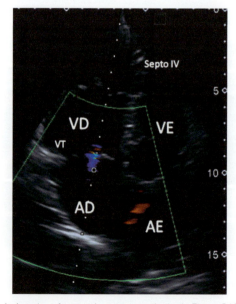

Figura 3.11 – Corte apical quatro-câmaras do mesmo paciente da Figura 3.10 com otimização das câmaras direitas.
AD: átrio direito; AE: átrio esquerdo; IV: interventricular; VD: ventrículo direito; VE: ventrículo esquerdo; VT: valva tricúspide.
Fonte: Acervo da autoria.

Janela subcostal quatro-câmaras (Figuras 3.12 e 3.13)

Técnica

- Paciente em decúbito dorsal, idealmente com abdome flácido.
- Posição: posição subxifóide com o transdutor bem pressionado de encontro à pele.
- Rotação: marcador apontado para o lado esquerdo (entre 3 e 4 horas do relógio).
- Inclinação: pouca angulação do transdutor em relação à pele de maneira que aponte para cima (imagine a linha entre ele e a porção média da clavícula esquerda).
- Observações: após pequena varredura para conseguir a imagem, ajuste a rotação e a inclinação até se aproximar da imagem ideal.
- Dica: ótima janela em paciente com pulmão hiperinsuflado. Pode-se otimizar pedindo para o paciente flexionar o joelho apoiando os pés no leito (isso relaxa o abdome e permite aprofundar mais o transdutor na pele) além de pedir para o paciente fazer inspiração profunda (com apneia).

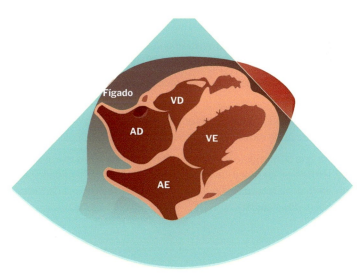

Figura 3.12 – Corte subcostal de quatro-câmaras.
AD: átrio direito; AE: átrio esquerdo; VD: ventrículo direito; VE: ventrículo esquerdo.
Fonte: Adaptada de Zamorano JL, 2017.

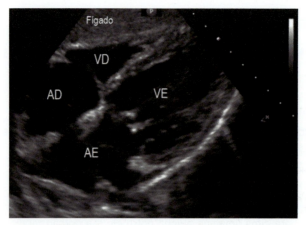

Figura 3.13 – Corte subcostal de 4C.
AD: átrio direito; AE: átrio esquerdo; VD: ventrículo direito; VE: ventrículo esquerdo.
Fonte: Acervo da autoria.

Janela subcostal da veia cava (Figura 3.15)

Técnica

A partir do corte anterior, deve-se estabilizar a imagem com o átrio direito bem no centro da tela e:

- Rotação: rodar o marcador no sentido anti-horário 90° (geralmente apontando para 12 horas do relógio).
- Inclinação e varredura: leves ajustes muitas vezes são necessários para centralizar a imagem.
- Observação: quando for difícil obter a imagem, principalmente por interposição de gás, deve-se movimentar o transdutor mais para a direita.
- Dica: para não confundir a veia cava inferior com a aorta que corre paralelamente, lembre-se de que a cava está à direita e tem contiguidade com o átrio direito, além de não apresentar a pulsatilidade arterial (o uso do Doppler colorido também pode ajudar).

Janelas Ecocardiográficas Básicas • 27

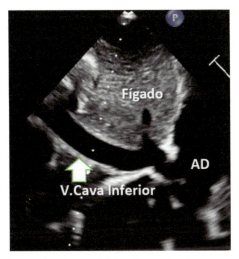

Figura 3.14 – Corte subcostal de veia cava inferior, demonstrando-a em seu eixo longitudinal, sua relação com o fígado e a entrada no átrio direito.
AD: átrio direito.
Fonte: Acervo da autoria.

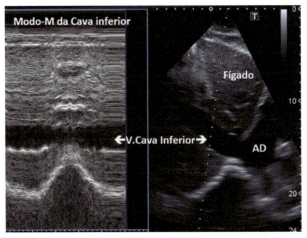

Figura 3.15 – Corte subcostal da veia cava inferior.
AD: átrio direito.
Fonte: Acervo da autoria.

4

O Normal e o Alterado

Ecocardioscopia

A maior parte da metodologia *point of care ultrasound* (POCUS) é direcionada à identificação rápida e prática das anormalidades. A avaliação deve ser simples, geralmente direcionada ao motivo ou suspeita diagnóstica – apenas uma "olhada", descrevendo o que está sendo observado.

Uma descrição típica poderia ser: realizada ultrassonografia cardíaca com metodologia POCUS, não sendo identificadas alterações morfológicas importantes; câmaras cardíacas aparentando dimensões normais, função sistólica biventricular conservada e dinâmica valvar ao 2D normal.

O marcante, o óbvio e o inquestionável (MOI)

Em cada corte ecocardiográfico, situações evidentes de normalidade ou de anormalidade devem ser pesquisadas: dilatações gerando grandes desproporções entre as câmaras; disfunção contrátil "gritante"; derrame pericárdico; um trombo; grande vegetação etc. Em particular, a metodologia *focus assessed transthoracic echo* (FATE) pode ser adaptada para o estudo inicial.

Focus assessed transthoracic echo - Eco básico direcionado

A metodologia FATE conta com três janelas e cinco visualizações (cinco cortes) + *scanning* pleural (*transthoracic echocardiography for cardiopulmonary monitoring in intensive care*, 2004) (Figuras 4.1 e 4.2).

A partir das imagens obtidas, o examinador, usando o código referente ao objeto do exame, faz a análise morfológica, conforme a Figura 4.3.

30 • Bases da Ecocardiografia

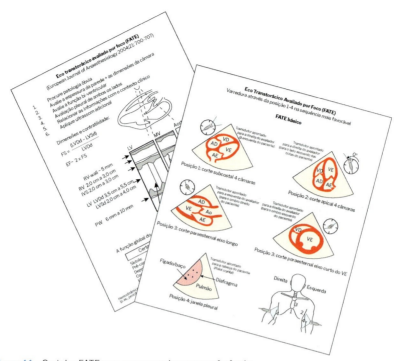

Figura 4.1 – Cartelas FATE para serem usadas como referência.
Nota: Também há um aplicativo para celular (IOS e Android).
Fonte: Adaptada de *Transthoracic echocardiography for cardiopulmonary monitoring in intensive care*, 2004.

Eco Transtorácico Focado (FATE)
Varredura através da posição 1-4 na sequência mais favorável
FATE básico

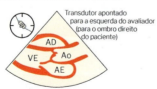

Posição 1: corte subcostal 4 câmaras

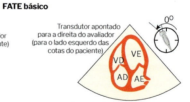

Posição 2: corte apical 4 câmaras

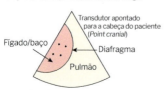

Posição 3: corte paraesternal eixo longo

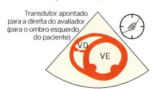

Posição 3: corte paraesternal eixo curto do VE

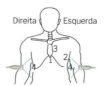

Posição 4: janela pleural

Figura 4.2 – Sequência sugerida na metodologia FATE.
Fonte: Adaptada de *Transthoracic echocardiography for cardiopulmonary monitoring in intensive care*, 2004.

O Normal e o Alterado • **31**

☐ Pós-cirurgia cardíaca, após cateterismo cardíaco, traumatismo, insuficiência renal, infecção

▲ Embolia pulmonar, disfunção do VD, hipertensão pulmonar, sobrecarga de volume

○ Cardiopatia isquêmica, cardiomiopatia dilatada, sepse, sobrecarga de volume, insuficiência da valva aórtica

■ Estenose da valva aórtica, hipertensão arterial, obstrução da via de saída do VE, cardiomiopatia hipertófica, doenças de depósito do miocárdio

Figura 4.3 – Códigos para a avaliação direcionada usando a metodologia *focus assessed transthoracic echo* (FATE).
VD: ventrículo direito; VE: ventrículo esquerdo.
Fonte: Adaptada de *Transthoracic echocardiography for cardiopulmonary monitoring in intensive care*, 2004.

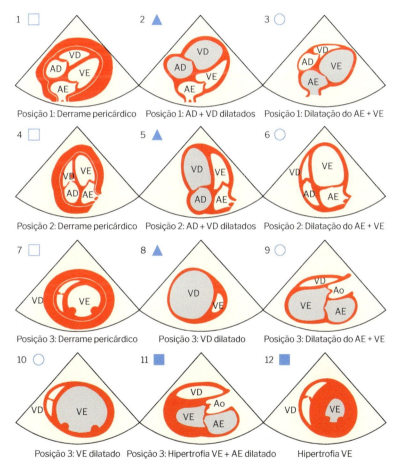

Figura 4.4 – Identificação das alterações morfológicas – verso da cartela *focus assessed transthoracic echo* (FATE).
Fonte: Adaptada de *Transthoracic echocardiography for cardiopulmonary monitoring in intensive care*, 2004.

Exame normal

Em um exame normal, geralmente se observa uma proporção entre as câmaras cardíacas:

- No corte paraesternal longitudinal (Figura 4.5), o átrio esquerdo (AE) geralmente tem uma dimensão um pouco maior que a aorta (AE no máximo 20% maior). As valvas mitral e aórtica devem se abrir de maneira bem ampla sem nenhuma restrição de movimento. Nesse corte e no corte paraesternal transversal, o ventrículo esquerdo (VE) deverá apresentar uma proporção bem definida entre cavidade e paredes, em que o espessamento e a aproximação na sístole entre as paredes sejam compatíveis com a função sistólica normal.

- No eixo curto (Figura 4.6), o VE deve ter morfologia circular enquanto o ventrículo direito na região do septo aparentar uma "meia-lua".

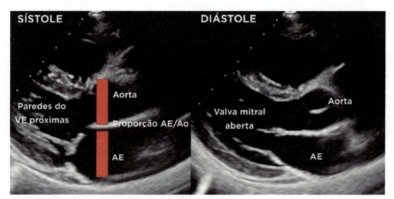

Figura 4.5 – Corte paraesternal longitudinal em sístole e diástole.
AE: átrio esquerdo; Ao: aorta; VE: ventrículo esquerdo.
Fonte: Acervo da autoria.

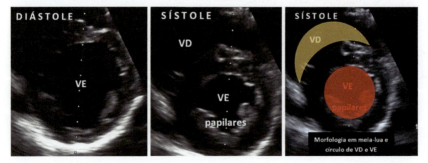

Figura 4.6 – Corte paraesternal eixo curto demonstrando a contração do ventrículo esquerdo e o formato dos ventrículos direito e esquerdo.
VD: ventrículo direito; VE: ventrículo esquerdo.
Fonte: Acervo da autoria.

No corte apical quatro-câmaras (4C) (Figura 4.7), as câmaras esquerdas devem ser um pouco maiores que as câmaras direitas, a contração biventricular deve ser identificada tanto pelo espessamento como pela aproximação das paredes. As valvas mitral e tricúspide devem ser delgadas e com boa abertura. O VE tem a conformação típica em projétil, e o VD, em triângulo.

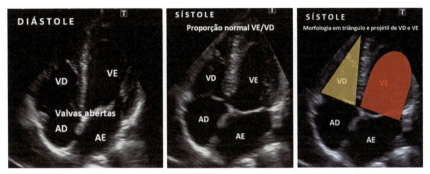

Figura 4.7 – Corte apical 4C em diástole e sístole.
AD: átrio direito; AE: átrio esquerdo; VD: ventrículo direito; VE: ventrículo esquerdo.
Nota: Observar a morfologia normal dos ventrículos direito e esquerdo.
Fonte: Acervo da autoria.

O corte subcostal 4C (Figura 4.8) é uma visualização à parte e só deve ser usado para avaliação das 4C quando o corte apical 4C não for satisfatório, já que angulações podem produzir falsa impressão de tamanho ou função normais. O corte da cava é imprescindível para a estimativa da pressão de câmaras direitas e da volemia e é muito usado nos protocolos de ressuscitação volêmica.

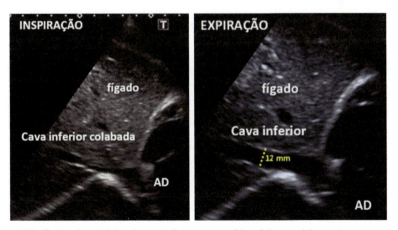

Figura 4.8 – Corte subcostal de veia cava inferior com medida máxima e colabamento.
AD: átrio direito.
Fonte: Acervo da autoria.

Exame alterado

A realização e a repetição de avaliações permitem, com o tempo, adquirir uma ideia do que é normal, do que é suspeito/possível e do que é definitivamente alterado. Nos próximos capítulos, mostraremos objetivamente algumas abordagens e, no *Apêndice 1 – Atlas de imagens*, há algumas imagens típicas de algumas anormalidades (MOI – marcante, óbvio, inquestionável).

O Quadro 4.1 sintetiza o *checklist* para uma ecocardioscopia.

Quadro 4.1 – *Checklist* para uma ecocardioscopia

POCUS básico	
Morfológico	
❏ Câmaras de dimensões/proporções normais	❏ NA/MA
❏ Formato/morfologia das câmaras normais	❏ NA/MA
❏ Valvas com folhetos aparentemente delgados	❏ NA/MA
❏ Ausência de massas ou focos ecogênicos anormais	❏ NA/MA
❏ Aorta e veia cava inferior com medida normal	Medida: mm
❏ Pericárdio normal	❏ NA/MA
Funcional	
❏ Função sistólica do VE normal	❏ NA/MA
❏ Todos os segmentos de VE contraem uniformemente	❏ NA/MA
❏ Função sistólica do VD normal	❏ NA/MA
❏ Dinâmica valvar aparentemente conservada	❏ NA/MA
❏ Veia cava inferior com colabamento fisiológico	❏ NA/MA — medida: _____ %
Achados alterados	

NA: não avaliado – dificuldade técnica para avaliar; MA: mal avaliado – dificuldade para interpretação dos resultados.
Nota: A contratilidade dos ventrículos direito e esquerdo pode ser normal, hiperdinâmica, comprometida, provavelmente normal e provavelmente comprometida.
Fonte: Desenvolvido pela autoria.

5

Câmaras Esquerdas

Átrio esquerdo

O átrio esquerdo (AE) pode ser avaliado por meio da proporção em relação à aorta (tamanho máximo 20% maior em relação ao diâmetro da aorta no corte paraesternal longitudinal) e da proporção dele em relação ao átrio direito (AD): AD e/ou ventrículo esquerdo (VE) no corte apical (essa avaliação proporcional também fica difícil em situações que aumentem essas estruturas) (Quadro 5.1).

Não é objetivo do POCUS básico realizar medidas (com exceção da veia cava), mas se ele as fizer, o AE pode ser medido na janela paraesternal e em sua fase mais dilatada (antes da abertura mitral) – Figura 5.1.

Quadro 5.1 – Comparação entre os métodos de medidas do átrio esquerdo utilizando dois pontos (medida linear) e cálculo volumétrico (método de Simpson)

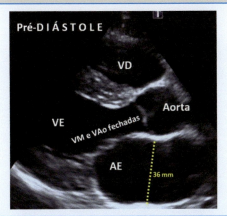

Medida linear

- Corte paraesternal longitudinal
- Imediatamente antes da abertura da valva mitral (átrio esquerdo mais cheio)
- Usar o eixo principal do átrio esquerdo como referência
- Vantagem: fácil medida
- Desvantagem: só avalia um eixo

(Continua)

Quadro 5.1 – Comparação entre os métodos de medidas do átrio esquerdo utilizando dois pontos (medida linear) e cálculo volumétrico (método de Simpson) (*Continuação*)

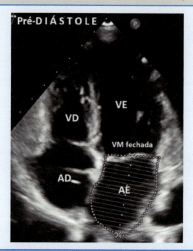

Volume atrial

- Corte apical quatro-câmaras
- Imediatamente antes da abertura da valva mitral (átrio esquerdo mais cheio)
- Usar método de Simpson delineando toda a superfície interna até o anel mitral
- Valor normal: menos de 60 mL; menos de 35 mL/m² de superfície corpórea
- Vantagem: padrão-ouro
- Desvantagem: exige imagem muito boa para delimitar a superfície

Fonte: Acervo da autoria.

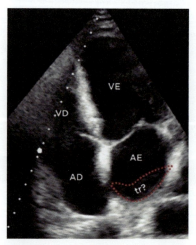

Figura 5.1 – Corte apical 4C demonstrando área mais ecogênica no teto do átrio esquerdo, podendo corresponder a trombo intracavitário.
AE: átrio esquerdo; AD: átrio direito; VD: ventrículo direito; VE: ventrículo esquerdo; TR: Possível trombo; 4C: quatro-câmaras.
Fonte: Acervo da autoria.

Ecos anômalos

Além do tamanho, o AE deve ser avaliado quanto à presença de ecos anômalos: massas anormais (trombos, tumores); contraste espontâneo etc. A sensibilidade para detecção de trombo em AE é muito baixa, e sua especificidade também (é muito comum artefatos gerarem impressão de trombo – Figura 5.1).

Ventrículo esquerdo

No POCUS básico, pode ser feita a avaliação subjetiva tanto do tamanho (cavidade e espessura das paredes – proporcional à cavidade) como da contratilidade global (normal, hiperdinâmica, comprometida, provavelmente normal/comprometida) e segmentar (presença ou ausência de déficit contrátil segmentar).

Análise morfológica (geometria ventricular esquerda)

O VE pode se apresentar aumentado (diâmetro diastólico ou volume diastólico aumentado) ou com as paredes hipertrofiadas (espessura na diástole do septo interventricular ou parede posterior no corte paraesternal longitudinal acima de 10 mm é considerada anormal em ambos os sexos). Em decorrência da alta variação interobservador e da necessidade de treinamento supervisionado específico para a obtenção dessas medidas, na metodologia POCUS avançada as medidas só devem ser registradas na suspeita de alguma alteração ou quando se encontram alteradas de maneira evidente.

As medidas em diástole são feitas para definir a geometria, enquanto as medidas em sístole são usadas em conjunto no cálculo da função do VE (fração de encurtamento e fração de ejeção).

O Quadro 5.2 sintetiza a geometria do VE esquerdo sob análise do POCUS.

Quadro 5.2 – Geometria do ventrículo esquerdo analisada pelo POCUS e condições clínicas mais comuns

	Achados	Situações
HVE concêntrica	Cavidade: normal ou reduzida. Paredes com espessura absoluta ou relativa aumentada	Cardiopatia hipertensiva, estenose aórtica, miocardiopatia hipertrófica (MCPH), doenças infiltrativas como amiloidose e de depósito (Fabry)
HVE excêntrica	Cavidade aumentada com espessura normal ou reduzida das paredes	Cardiopatia isquêmica, miocardiopatia dilatada (álcool, chagas, idiopática), fase desadaptada das diversas cardiopatias, insuficiência mitral, insuficiência aórtica, comunicação interventricular (CIV), Persistência do canal arterial (PCA)

(Continua)

Quadro 5.2 – Geometria do ventrículo esquerdo analisada pelo POCUS e condições clínicas mais comuns (*Continuação*)

	Achados	Situações
HVE mista	Cavidade aumentada com espessura absoluta aumentada das paredes	Sobrecarga crônica de volume e pressão, associação entre as causas mencionadas anteriormente

HVE: hipertrofia ventricular esquerda.
Nota: HVE concêntrica inclui também remodelamento concêntrico do VE.
Fonte: Desenvolvido pela autoria.

Função sistólica do ventrículo esquerdo (global)

Os parâmetros que podem ser usados são descritos a seguir. Quando a impressão subjetiva for suficiente, deve ser registrada como normal, hiperdinâmica ou comprometida. Nos casos duvidosos ou em que exista necessidade de documentação, podemos usar um ou mais dos parâmetros a seguir:

- Fração de encurtamento.
- Fração de ejeção.
- Excursão sistólica do plano do ânulo mitral (MAPSE, do inglês *mitral annular plane systolic excursion*).
- Onda S' no Doppler tecidual do anel mitral (MAPSS, do inglês *mitral annular plane systolic speed*).

Lembrando que a medida do débito cardíaco não é parâmetro para definir função do VE, pois tanto pacientes com grave disfunção podem ter débito normal como pessoas com VE normal podem estar em baixo débito cardíaco.

Fração de encurtamento (ΔD)

Conseguimos calcular a fração de encurtamento a partir dos valores de diâmetro diastólico final do VE (DDVE) e diâmetro sistólico final de VE (DSVE), da seguinte maneira:

$$\text{Fração de encurtamento (\%)} = \frac{(\text{DDVE} - \text{DSVE})}{\text{DDVE}}$$

O valor é considerado normal quando acima de 30%.

De maneira bem prática, a fração de ejeção é aproximadamente o dobro do valor da fração de encurtamento:

$$\text{Fração de ejeção (aproximada)} \cong 2 \times \text{fração de encurtamento}$$

Fração de ejeção

$$\text{Fração de ejeção (FE \%)} = \frac{(VDF - VSF)}{VDF} = \frac{VS}{VDF}$$

Em que: volume diastólico final = VDF; volume sistólico final = VSF.

De acordo com o método, os volumes podem ser adquiridos diretamente (por meio da janela apical), medindo-se os volumes diastólico e sistólico final pelo método de Simpson, que apresenta maior variação interobservador; ou indiretamente por meio de uma fórmula que transforma as medidas do DDVE e DSVE em volumes (fórmula do cubo e fórmula de Teichholz).

A fórmula do cubo é:

$$(FE \%) = \frac{(VDF - VSF)}{VDF} = \frac{(DDVE^3 - DSVE^3)}{DDVE^3}$$

Na Tabela 5.1 podemos entender como realizar o cálculo das variáveis do VE utilizando diversos parâmetros.

Tabela 5.1 – Exemplo de como é feito o cálculo do ventrículo esquerdo considerando um diâmetro diastólico final de ventrículo esquerdo de 46 mm e diâmetro sistólico final de ventrículo esquerdo de 29 mm

Fração de encurtamento (ΔD)	$\Delta D = \frac{(46 - 29)}{46} = 0{,}36\ (36\%)$
FE aproximada (2 × ΔD)	FE = 2 × 0,36 = 72%
FE (cubo)	$FE = \frac{46^3 - 29^3}{46^3} = \frac{97\ mL - 24\ mL}{97\ mL} = 75\%$
FE (Teichholz)	$FE = \frac{97\ mL - 32\ mL}{97\ mL} = 67\%$
FE (Simpson – obtido manualmente pela demarcação da cavidade do VE em diástole e sístole)	76 mL − 31 mL = 59%

FE: fração de ejeção.
Fonte: Acervo da autoria.

E como obter as medidas DDVE, DSVE, septo interventricular (SIV) e parede posterior (PP) do VE (Figuras 5.2 e 5.3)?

a) Imagem 2D (bidimensional)

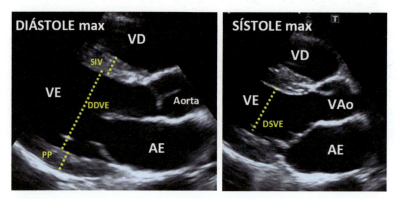

Figura 5.2 – Corte paraesternal longitudinal medido na porção média do ventrículo esquerdo em diástole e sístole máxima (maior e menor cavidade).
AE: átrio esquerdo; DDVE: diâmetro diastólico final do VE; DSVE: diâmetro sistólico final de VE; PP: parede posterior; SIV: septo interventricular; VAo: valva aórtica; VD: ventrículo direito; VE: ventrículo esquerdo.
Fonte: Acervo da autoria.

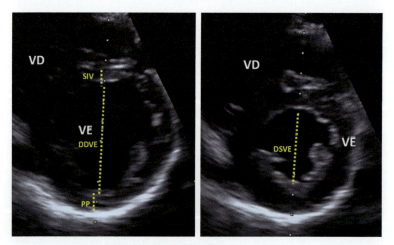

Figura 5.3 – Corte paraesternal transversal a nível dos músculos papilares (ventrículo esquerdo médio) em diástole e sístole máxima (maior e menor cavidade).
DDVE: diâmetro diastólico final do VE; DSVE: diâmetro sistólico final de VE; VD: ventrículo direito; VE: ventrículo esquerdo; PP: parede posterior; SIV: Septo interventricular.
Fonte: Acervo da autoria.

b) Modo M (unidimensional)

Utilizando o corte paraesternal eixo curto e posicionando a linha do modo M entre os dois músculos papilares, obtém-se o traçado que permite medir com muita segurança os diâmetros diastólico e sistólico (Figura 5.4).

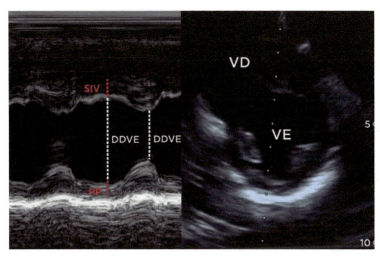

Figura 5.4 – Corte paraesternal eixo curto com modo M posicionado entre os dois músculos papilares. DDVE: diâmetro diastólico final do VE; DSVE: diâmetro sistólico final de VE; PP: parede posterior; SIV: septo interventricular; VD: ventrículo direito; VE: ventrículo esquerdo.
Fonte: Acervo da autoria.

Dicas sobre a fração de ejeção:

- Muitos fatores podem atrapalhar a obtenção das medidas, desde angulação errada do transdutor até estruturas normais ou artefatos que simulam os pontos de medida. Caso haja valores muito discordantes em relação à avaliação subjetiva, é preferível não registrar ou utilizar outro método (p. ex., MAPSE ou MAPSS).

- Caso a imagem do VE no eixo paraesternal curto fique perfeitamente esférica, é preferível fazer a medida entre os dois músculos papilares (idealmente usando o modo M) – nessa situação, temos a medida com menor variação interobservador.

- Caso a imagem no eixo curto não seja satisfatória, devemos usar somente a imagem no eixo longitudinal em diástole e sístole.

- Em pacientes com contratilidade uniforme em todos os segmentos, é sempre preferível usar as medidas indiretas (DDVE e DSVE) para calcular a FE já que o método de Simpson tem uma variação interobservador muito alta. Já quando a janela apical for satisfatória, existe evidente déficit segmentar (uma parede contraindo melhor que outra) ou a imagem paraesternal seja insatisfatória, deve-se usar o método de Simpson.

- E por último, para examinadores experientes, a análise subjetiva é valiosa para questionar as medidas objetivas.

Excursão sistólica do plano do ânulo mitral

Utilizando o modo M alinhado ao anel mitral lateral no corte apical quatro-câmaras (4C), obtém-se a movimentação desse anel. É um método rápido e fácil, com pouca variação interobservador (Figura 5.5).

O valor normal da excursão sistólica do plano do ânulo mitral (MAPSE, sigla do inglês *mitral annular plane systolic excursion*) é igual ou superior a 11 mm. Se o valor for menor que 6 mm, indica grave disfunção do VE.

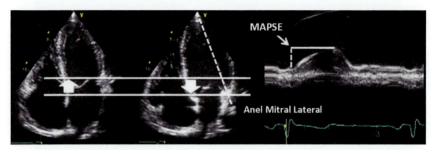

Figura 5.5 – Demonstração da obtenção do modo M do anel mitral lateral a partir do corte apical quatro-câmaras para medida do MAPSE.
Fonte: Acervo da autoria.

Onda S' no Doppler tecidual do anel mitral – Medida ao Doppler tecidual

Utilizando o mesmo corte e alinhamento do MAPSE, posiciona-se a amostra do Doppler tecidual no anel lateral mitral (MAPSS, *do inglês mitral annular plane systolic speed*) para obter sua curva de velocidade tecidual, com uma velocidade sistólica (positiva no gráfico, que corresponde à onda S' – de sístole) e algumas velocidades negativas (que medem a função diastólica). A medida da amplitude de S' tem correspondência com a função sistólica do VE.

O valor normal de MAPSS é maior ou igual a 8 cm/s.

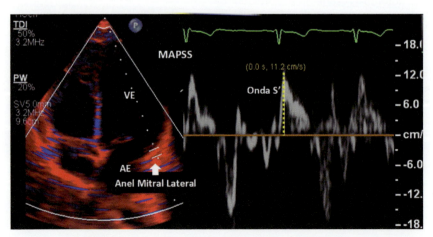

Figura 5.6 – Demonstração da obtenção do Doppler tecidual do anel mitral lateral a partir do corte apical 4C para medida da onda S' (MAPSS).
AE: átrio esquerdo; VE: ventrículo esquerdo.
Fonte: Acervo da autoria.

A Tabela 5.2 demonstra os valores normais e as faixas de anormalidade entre os diversos parâmetros da função sistólica do VE pelo POCUS.

Tabela 5.2 – Valores normais e faixas de anormalidade entre os diversos parâmetros de função sistólica do ventrículo esquerdo pela metodologia POCUS

	Normal	Alterada Leve	Alterada Moderada	Alterada Importante
Fração de encurtamento	Acima de 30%. Limítrofe entre 27 e 30	22 a 26	17 a 21	Abaixo de 17
Fração de ejeção	Acima de 55% 50% a 55%: limítrofe Acima de 75%: hiperdinamia	40 a 49	30 a 39	Abaixo de 30 Disfunção avançada: abaixo de 20%
MAPSE	Acima de 10	6 a 10	6 a 10	Abaixo de 6
MAPSS	Acima ou igual a 8	Abaixo de 8	Abaixo de 8	Abaixo de 8
Distância e-septo	Abaixo de 10	10 a 18	10 a 18	Acima de 18
FAC% eixo curto	Acima de 40%	30 a 40	20 a 30	Abaixo de 20

Distância e-septo: menor medida entre o folheto anterior da valva mitral e o septo interventricular (usando modo-M); FAC%: diferença da área da cavidade do ventrículo esquerdo em diástole e sístole, dividida pela área do VE em diástole; MAPSE: excursão sistólica do plano do ânulo mitral, tradução do inglês *mitral annular plane systolic excursion*; MAPSS: onda S' no Doppler tecidual do anel mitral, tradução do inglês *mitral annular plane systolic speed*.

Fonte: Adaptada de Recommendations for Cardiac Chamber Quantification by Echocardiography in Adults: An Update from the American Society of Echocardiography and the European Association of Cardiovascular Imaging. Roberto M. Lang. Journal of the American Society of Echocardiography January 2015.

Função sistólica do ventrículo esquerdo (segmentar)

A análise da contração assimétrica das paredes do VE não faz parte da sequência do POCUS básico, com exceção de alguma alteração expressiva, como um aneurisma ventricular ou um déficit importante e extenso. Por causa da grande subjetividade desses achados, é preferível que quem está se iniciando no método não gere suspeitas nesse tema – alto risco tanto de falso positivo como de falso negativo.

6

Câmaras Direitas

Átrio direito

A avaliação do tamanho atrial direito é feita subjetivamente, comparando-se no corte apical quatro-câmaras (4C) a proporção entre as outras cavidades. Em geral, não se mede, mas excepcionalmente, se necessário medir, pode-se tanto estimar a área como o volume pelo método de Simpson.

Ventrículo direito

A avaliação básica é subjetiva em relação ao tamanho, forma (triangular no corte apical 4C) e função (aproximação das paredes também no corte apical 4C). Observar os erros mais comuns na medida subjetiva do VD nas Figuras 6.1 e 6.2.

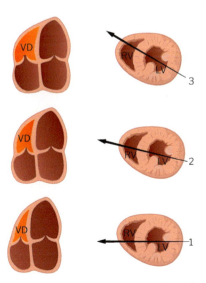

Figura 6.1 – Demonstração de erros comuns de angulação resultando em sub ou superdimensionamento das câmaras direitas (note que, de acordo com o eixo do corte 2D, a cavidade do VD fica maior ou menor). VD: ventrículo direito; VE: ventrículo esquerdo.
Nota: Cuidado com o corte apical na avaliação do VD, uma rotação maior ou menor pode subestimar ou hiperestimar o tamanho das câmaras direitas.
Fonte: Desenvolvida pela autoria.

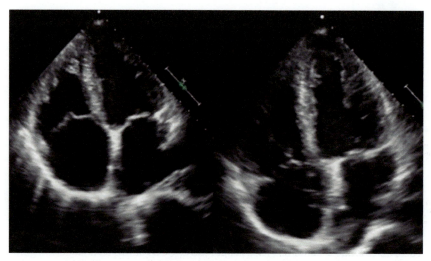

Figura 6.2 – Dois cortes de ventrículo direito obtidos do mesmo paciente: cuidado na obtenção da imagem.
Nota: Observar que, a depender do posicionamento do corte, as câmaras direitas podem ficam com tamanhos diferentes, dificultando a avaliação das mesmas.
Fonte: Acervo da autoria.

Medidas, mesmo nos laudos oficiais de ecocardiogramas, não são mencionadas, restringindo-se, após análise subjetiva do tamanho, a descrever a função, geralmente pelo método excursão sistólica do anel tricúspide (TAPSE, do inglês *tricuspid annular plane systolic excursion*).

O Quadro 6.1 esquematiza a avaliação da contratilidade do ventrículo direito.

Quadro 6.1 – Avaliação da contratilidade do ventrículo direito			
		Achados	Situações
Avaliação subjetiva		Aproximação das paredes do VD no corte apical 4C	Feita de rotina
		Incursão do anel tricúspide	
TAPSE		Superior a 20 mm tem altíssima correlação com função de VD normal	Fazer se a avaliação subjetiva sugerir disfunção ou dúvida
		Entre 17 mm e 20 mm provavelmente encontra-se normal	Hipertensão pulmonar (HP) ou tromboembolismo pulmonar (TEP) suspeito ou confirmado
		Alterado se abaixo de 17 mm	
Outros métodos	TAPSS	Normal acima de 10 cm/s	Excepcionalmente
	Fração de área do VD	Normal acima de 34%	

TAPSE: excursão sistólica do anel tricúspide, tradução do inglês *tricuspid annular plane systolic excursion*; TAPSS: *tricuspid annular plane systolic speed*; VD: ventrículo direito; 4C: quatro-câmaras.
Fonte: Desenvolvido pela autoria.

Excursão sistólica do anel tricúspide

Utilizando-se o modo M alinhado ao anel tricúspide lateral no corte apical 4C, obtém-se a curva de incursão máxima e mínima. Essa diferença corresponde à excursão sistólica do anel mitral (TAPSE, do inglês *tricuspid annular plane systolic excursion*) (Figura 6.3 e Quadro 6.2).

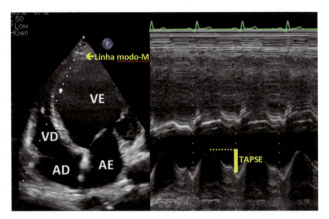

Figura 6.3 – Corte apical 4C com modo M do anel tricúspide lateral e medida do TAPSE.
AD: átrio direito; AE: átrio esquerdo; VD: ventrículo direito; VE: ventrículo esquerdo; TAPSE: excursão sistólica do anel mitral, tradução do inglês *tricuspid annular plane systolic excursion*.
Fonte: Acervo da autoria.

Quadro 6.2 – Vantagens e desvantagens do uso do TAPSE na avaliação da função do ventrículo direito	
Vantagens	Fácil execução e interpretação.
	Não requer boa imagem
	Baixa variação interobservador
Desvantagens	Algumas condições superestimam (VE hiperdinâmico, insuficiência tricúspide importante)
	Ângulo ou mau alinhamento
	Déficit segmentar do VD reduz a acurácia

Fonte: Desenvolvido pela autoria.

Para melhora da qualidade da imagem, sugere-se 1) diminuição do ganho; para eliminar sinais incorretos de áreas ao redor do anel tricúspide, e 2) a aquisição do traçado no modo M com velocidades de varredura (sweep) variando de 75 a 100 mm/s, que deve ser realizada em 3) apneia porque é influenciada pela respiração.

Tricuspid annular plane systolic speed – TAPSS

Medido por intermédio da onda sistólica do Doppler tecidual do anel lateral tricúspide (no mesmo ponto do TAPSE) (Figuras 6.4 e 6.5).

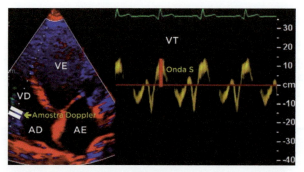

Figura 6.4 – Corte apical 4C com Doppler tecidual do anel tricúspide lateral e medição da onda S'.
AD: átrio direito; AE: átrio esquerdo; VD: ventrículo direito; VE: ventrículo esquerdo.
Nota: Observar que tanto a janela como o ponto utilizado para o TAPSE e para o TAPSS são iguais.
Fonte: Acervo da autoria.

Fração de área do ventrículo direito

Medição da área do ventrículo direito em diástole e sístole dividindo-se a diferença dos dois pela área diastólica.

$$\text{Fração de área do VD} = \frac{\text{Área do VD (diástole)} - \text{área do VD (sístole)}}{\text{área do VD (diástole)}} \%$$

Dos três métodos, apesar de a variação da fração de área ser o mais fidedigno, apresenta alta variabilidade interobservador, não sendo ideal para iniciantes ou quando imagens pouco nítidas.

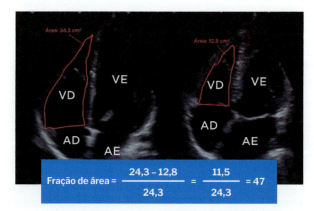

Figura 6.5 – Corte apical 4C demonstrando obtenção das áreas diastólica e sistólica do ventrículo direito para cálculo da fração de área.
AD: átrio direito; AE: átrio esquerdo; VD: ventrículo direito; VE: ventrículo esquerdo.
Fonte: Acervo da autoria.

7

Eco-hemodinâmico

Introdução

Por meio das medidas de fluxo é possível, com razoável aproximação, estimar as pressões invasivas e medidas de débito cardíaco (cateter central e Swan-Ganz). Além disso, esse método é excelente e tem uma correlação ainda maior na avaliação sequencial desses parâmetros, ou seja, qualquer mudança pode ser comparada em exames consecutivos (p. ex., após uma prova de volume).

As principais medidas são:

- Pressão de átrio direito ou Pressão Venosa Central (PAD ou PVC).
- Pressão sistólica em artéria pulmonar (PSAP).
- Relação E/e'.
- Integral velocidade-tempo (VTI) da via de saída do ventrículo esquerdo (VSVE).

Pressão venosa central = pressão de veia cava inferior

Estimada por meio da medida do diâmetro máximo da veia cava e de seu grau de colabamento respiratório (respiração espontânea) usando-se a Tabela 7.1.

Tabela 7.1 – Estimativa da pressão de átrio direito (PAD) com base no diâmetro e no colapso da veia cava inferior

Variável	Normal (5 mmHg)	Intermediária (10 mmHg)		Elevada (15 mmHg)
Diâmetro da veia cava inferior	≤ 2,1 cm	≤ 2,1 cm	> 2,1 cm	> 2,1 cm
Colapsibilidade com a inspiração	≥ 50%	< 50%	≥ 50%	< 50%

Fonte: Desenvolvida pela autoria.

Dica:

- Durante a inspiração, a posição da veia cava pode modificar e dar a falsa impressão de colabamento. Caso desconfie disso, tente centralizar a veia cava na tela e rodar 90° o transdutor para visualizar o eixo curto.

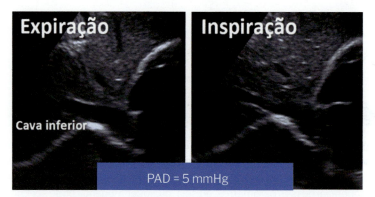

Figura 7.1 – Corte subcostal de veia cava inferior demonstrando pressão normal de átrio direito (medida normal e colabamento acima de 50% na inspiração).
Fonte: Acervo da autoria.

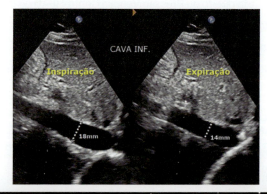

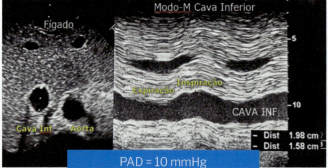

Figura 7.2 – Exemplo de dois casos com diâmetro da veia cava ≤ 21 mm, mas com colabamento < 50%. Nesses casos a PAD estimada é de 10 mm.
Fonte: Acervo da autoria.

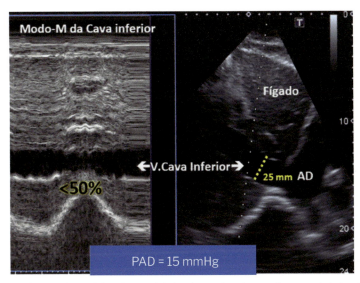

Figura 7.3 – Corte subcostal de veia cava inferior demonstrando pressão aumentada (medida aumentada com colabamento abaixo de 50% na inspiração).
AD: átrio direito; PAD: pressão atrial direita.
Fonte: Acervo da autoria.

Pressão sistólica de artéria pulmonar

A PSAP é medida facilmente por meio da velocidade máxima do refluxo tricúspide quando este é leve, moderado ou importante. Quando o refluxo é mínimo, exigirá mais treinamento do examinador.

$$\text{PSAP (mmHg)} = \text{gradiente sistólico tricúspide} + \text{PAD}$$

ou

$$\text{PSAP (mmHg)} = 4 \times \text{velocidade tricúspide}^2 + \text{PAD}$$

A Figura 7.4 ilustra um exemplo de cálculo da PAS da artéria pulmonar.

Observações:

- Se fizer várias medidas, sempre considere a maior (em Doppler, geralmente medidas erradas tendem a ser subestimadas nunca superestimadas).
- Algumas situações podem subestimar a PSAP:
    — Falha importante de coaptação da valva tricúspide: a PAD fica muito próxima à pressão do VD.
    — Disfunção do ventrículo direito (baixa excursão sistólica do anel tricúspide medida pelo TAPSE).

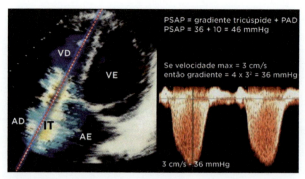

Figura 7.4 – Exemplo do cálculo da pressão sistólica de artéria pulmonar.
AE: átrio esquerdo; AD: átrio direito; IT: insuficiência tricúspide; PAD: pressão atrial direita; PSAP: pressão sistólica de artéria pulmonar; VD: ventrículo direito; VE: ventrículo esquerdo.
Fonte: Acervo da autoria.

E quando não for possível medir o refluxo tricúspide?

- Se não existirem sinais de hipertensão pulmonar, como aumento de câmaras direitas e dilatação de veia cava, presume-se que não há hipertensão pulmonar, pelo menos significativa.

- É possível medir o fluxo por meio da artéria pulmonar usando-se uma janela POCUS avançada e calculando-se indiretamente a PSAP e/ou a pressão média na artéria pulmonar (PMAP) (ver Capítulo 10 – Janelas Avançadas).

Pressão venocapilar pulmonar (média) - PVCP

A estimativa da PVCP se dá por meio da relação de duas velocidades ao Doppler, conhecida por relação E/e' (Figura 7.5).

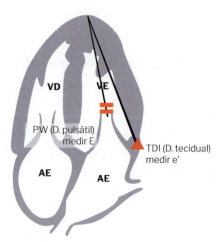

Figura 7.5 – Demonstração dos pontos utilizados para medição das ondas E e e' a partir do corte apical 4C (Doppler pulsátil e tecidual respectivamente).
AD: átrio direito; AE: átrio esquerdo; PW: Doppler pulsátil; TDI: Doppler tecidual; VD: ventrículo direito; VE: ventrículo esquerdo; 4C: quatro-câmaras.
Fonte: Desenvolvida pela autoria.

Relação E/e'

$$E/e' = \frac{\text{Onda E: velocidade de enchimento passivo do ventrículo esquerdo (VE)}}{\text{Onda e': velocidade do anel mitral durante a fase de enchimento passivo}}$$

- Onda E: medida logo acima da abertura mitral com Doppler pulsátil (PW). Na curva de fluxo, notamos uma onda negativa (onda sistólica) e, a partir dela, a primeira onda positiva corresponde à onda E (enchimento ventricular rápido).

- Onda e': medida posicionando o Doppler tecidual (TDI) no anel mitral lateral. A morfologia será inversa à anterior, ou seja, a primeira onda positiva após a onda negativa (a onda S' que vimos no Doppler tecidual do anel mitral (MAPSS, do inglês *mitral annular plane systolic speed*) será a onda e'.

Se durante o traçado observarmos grande variação da onda E, devemos considerar o valor médio.

A presença de calcificação do anel mitral inviabilizará o cálculo da PVCP estimada, mas não inviabiliza a comparação sequencial da relação E/e' (Tabela 7.2).

Tabela 7.2 – Estimativa indireta da pressão venocapilar pulmonar (PVCP) a partir da relação E/e' obtidas no anel mitral medial (septal) ou lateral

Relação E/e' no anel mitral lateral	Relação E/e' no anel mitral medial	PVCP estimada
Menor que 8	Menor que 8	Normal
8 a 12	8 a 15	Pode estar alterada
Maior que 12	Maior que 15	Elevada

Fonte: Adaptada de S.R. Ommen, Circulation, 102 (2000).

Veja os exemplos das Figuras 7.6 a 7.8.

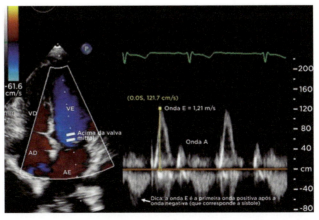

Figura 7.6 – Corte apical 4C com Doppler pulsátil posicionado na via de entrada do ventrículo esquerdo demonstrando o fluxo de enchimento ventricular normal (onda E maior que onda A) e medição da onda E.
AD: átrio direito; AE: átrio esquerdo; VD: ventrículo direito; VE: ventrículo esquerdo; 4C: quatro-câmaras.
Fonte: Acervo da autoria.

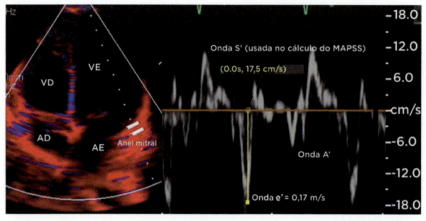

Figura 7.7 – Corte apical 4C com Doppler tecidual posicionado no anel mitral lateral demonstrando a velocidade de deslocamento do anel.
AD: átrio direito; AE: átrio esquerdo; VD: ventrículo direito; VE: ventrículo esquerdo; 4C: quatro-câmaras.
Fonte: Acervo da autoria.

Neste exemplo:

$$(E/e') = \frac{E}{e'} = \frac{1{,}21}{0{,}17} = 7{,}11$$

Portanto, temos um resultado compatível com PVCP normal.

E como calculamos exatamente a pressão venocapilar pulmonar usando a relação E/e'?

Bem, se tivermos um ritmo sinusal, com fluxo diastólico não monofásico (ou seja, presença de duas ondas diastólicas: onda E e onda A), o cálculo pode ser feito usando a equação de Nagueh:

$$\text{PVCP média estimada} = \left(1{,}24 \times \frac{E}{e'}\right) + 1{,}9 \text{ (em mmHg)}$$

No exemplo anterior, então, teríamos:

$$\text{PVCP média estimada} = \left(1{,}24 \times \frac{E}{e'}\right) + 1{,}9 = (1{,}24 \times 7{,}11) + 1{,}9 = 10{,}7 \text{ mmHg}$$

Observação: em pacientes com padrão diastólico restritivo, pode haver uma superestimação exagerada da PVCP, sendo, nesses casos, indicado registrar, para fins de comparação, a relação E/e' (sem calcular a PVCP). Por exemplo: uma relação E/e' de 25 teria PVCP correspondente de 32 mmHg, o que geralmente é incompatível com qualquer noção de homeostase alveolocapilar mínima para suprimento das trocas gasosas normais de qualquer pessoa.

Débito cardíaco e integral velocidade-tempo da via de saída do ventrículo esquerdo

O débito cardíaco é estimado por meio da integral velocidade-tempo (VTI) do fluxo sistólico na região da via de saída do ventrículo esquerdo (VSVE). A VTI é obtida após se demarcar toda a curva de fluxo sistólico nessa região e é proporcional ao volume sistólico ejetado pelo ventrículo esquerdo (*stroke volume*).

Para posicionar o Doppler pulsátil na VSVE, partimos do corte apical 4C e provocamos uma ligeira rotação horária no transdutor com anteriorização do plano de corte – corte este conhecido como "apical cinco–câmaras" (A5C) (Figura 7.8).

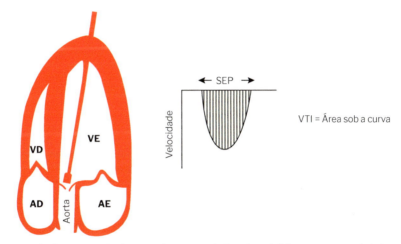

Figura 7.8 – Demonstração do ponto de amostra do Doppler pulsátil em um corte apical cinco-câmaras para obtenção do fluxo em via de saída do ventrículo esquerdo usado no cálculo da VTI e do débito cardíaco.
AD: átrio direito; AE: átrio esquerdo; VD: ventrículo direito; VE: ventrículo esquerdo; VTI: integral velocidade-tempo.
Fonte: Adaptada de Armstrong WF, Ryan T. 8. ed. 2018.

O valor normal é de mais de 18 cm. A VTI da VSVE é excelente para avaliações sequenciais (após alguma intervenção ou intercorrência) – predizendo na mesma magnitude uma mudança do volume sistólico ejetado. Como o débito cardíaco é proporcional à frequência cardíaca (FC), pode-se registrar no eco-hemodinâmico o produto: **VTI x FC** para fins comparativos (um aumento da FC sem variação da VTI indica obviamente aumento do débito cardíaco).

A VTI da VSVE é proporcional ao volume de sangue ejetado pelo VE.

Produto Minuto-Distância = FC (bpm) × VTI da VSVE (cm) = proporcional do débito cardíaco

Mas seria possível estimar exatamente o débito e o índice cardíacos com a VTI?

Sim, a partir do corte paraesternal longitudinal, fazendo-se a medida do diâmetro da via de saída do VE e utilizando-se a fórmula exemplificada na Figura 7.9.

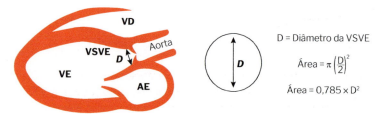

Figura 7.9 – Método de obtenção da área da via de saída do ventrículo esquerdo (VSVE).
AD: átrio direito; VD: ventrículo direito; VE: ventrículo esquerdo; VSVE: via de saída do ventrículo esquerdo.
Fonte: Adaptada de Armstrong WF, Ryan T. 8. ed. 2018.

Então, para calcular o volume sistólico ejetado, teríamos:

Volume sistólico (stroke volume) = (área da VSVE) × (VTI da VSVE)

ou

Volume sistólico (stroke volume) = 0,785 × D^2 × (VTI da VSVE)

E, finalmente, para chegar ao cálculo do débito cardíaco:

DC = (volume sistólico) × FC (em mL)

ou

DC = 0,785 × D^2 × VTI × FC (em mL por minuto)

Dicas: a amostra do Doppler para cálculo da VTI tem de estar imediatamente abaixo da valva aórtica. É muito comum medir o fluxo na valva que, geralmente é de mais alta velocidade. Para evitar isso é interessante se guiar pelo colorido, posicionando-se na região do fluxo ainda em azul, evitando-se o fluxo turbulento (em mosaico).

Idealmente, o ângulo entre a linha Doppler e a via de saída não deve ser maior que 20°, mas caso não seja possível alinhar, considera-se a subestimação da VTI e provavelmente do débito cardíaco (DC).

Se ritmo irregular com VTI muito variável, existem duas opções: registrar a máxima e a mínima; ou aguardar certa estabilidade (três ondas estáveis de VTI) e registrar.

Veja o exemplo na Figura 7.10.

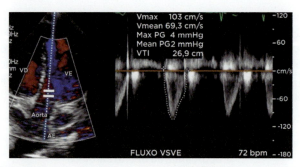

Figura 7.10 – Corte apical cinco-câmaras demonstrando a obtenção da amostra de fluxo pelo Doppler pulsátil na via de saída do VE.
AE: átrio esquerdo; VD: ventrículo direito; VE: ventrículo esquerdo.
Nota: A VTI estimada é de 26,9 cm (normal quando acima de 18 cm).
Fonte: Acervo da autoria.

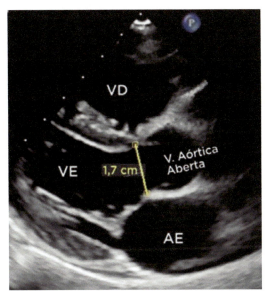

Figura 7.11 – Medida da via de saída do ventrículo esquerdo (VSVE) feita logo abaixo da valva aórtica no corte paraesternal longitudinal.
AE: átrio esquerdo; VD: ventrículo direito; VE: ventrículo esquerdo.
Fonte: Acervo da autoria.

Com os dados da Figura 7.11, a fórmula é:

$$DC = 0{,}785 \times D^2 \times VTI \times FC$$

$$DC = 0{,}785 \times 1{,}7^2 \times 26{,}9 \times 72$$

$$DC = 0{,}785 \times 2{,}89 \times 26{,}9 \times 72$$

$$DC = 4.393 \text{ mL/minuto}$$

Potência do débito cardíaco

Em cardiointensivismo, a potência do débito cardíaco (CPO, do inglês *cardiac potency output*) é considerada a medida hemodinâmica mais importante em pacientes com choque cardiogênico. Medida em Watts, ela é calculada usando a pressão arterial média (PAM, que pode ser estimada não invasivamente) e o débito cardíaco (DC, invasivo ou pelo eco-hemodinâmico, em L/min), pela seguinte fórmula:

$$CPO \text{ (Watts)} = \frac{PAM \times DC}{451}$$

Por exemplo, em um paciente com pressão arterial de 100 × 60 mmHg (PAM de 73 mmHg) e DC estimado em 5 L/min:

$$CPO = \frac{73 \times 5}{451} = 0{,}8 \text{ Watts}$$

8

Pericardiopatias

Introdução

As condições descritas na metodologia *point of care ultrasound* (POCUS) são o derrame pericárdico e o espessamento pericárdico (inflamatório/coágulo).

Derrame pericárdico

A presença de lâmina líquida atrás do coração nos cortes da janela paraesternal e de lâmina líquida ao redor do coração nos cortes apicais é muito fácil de ser identificada. Já a quantificação exata, muitas vezes, requer maior experiência, devendo-se, usualmente, na metodologia, POCUS:

- Descrever a existência de derrame.
- Quantificar o derrame se estiver nos extremos (MOI – marcante, óbvio e inquestionável), ou seja, se for bem discreto (Figuras 8.1 e 8.2) ou inegavelmente importante.
- Medir a espessura da lâmina líquida (servirá inclusive nos exames de controle).
- Identificar sinais indiretos de repercussão hemodinâmica.

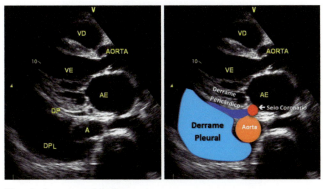

Figura 8.1 – Discreto derrame pericárdico.
A: aorta; AE: átrio esquerdo; DP: derrame pericárdico; DPL: derrame pleural; VD: ventrículo direito; VE: ventrículo esquerdo.
Nota: O discreto derrame pericárdico é visto logo atrás do VE, mas anterior à aorta descendente, diferente do derrame pleural, que tem situação posterior à aorta descendente.
Fonte: Acervo da autoria.

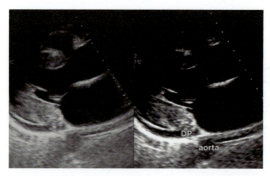

Figura 8.2 – Derrame pericárdico pequeno mais visível após redução do ganho do transdutor.
Fonte: Acervo da autoria.

Assim como no eco, **deve-se evitar utilizar o termo "tamponamento cardíaco", já que este é um diagnóstico clínico** e que pode ser obviamente corroborado se na descrição existir evidência de repercussão (mais uma vez, usar sempre os termos "possível", "provável" ou "discutível" neste item quando não houver certeza absoluta).

Derrame pericárdico leve

Presença de uma pequena lâmina de líquido vista atrás do ventrículo esquerdo (VE) no corte paraesternal, ou relacionado ao átrio direito no corte apical quatro-câmaras (4C).

Derrame pericárdico importante

Presença de líquido em grande quantidade envolvendo todas as câmaras cardíacas. É importante, nesses casos ou em casos suspeitos, pesquisar a presença de repercussão hemodinâmica (Figuras 8.3 a 8.5).

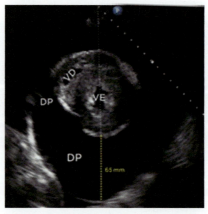

Figura 8.3 – Corte paraesternal eixo curto com importante derrame pericárdico.
VD: ventrículo direito; VE: ventrículo esquerdo; DP: derrame pericárdico.
Nota: A medição da lâmina posterior do derrame é importante para o controle futuro da quantidade de líquido.
Fonte: Acervo da autoria.

Pericardiopatias • 61

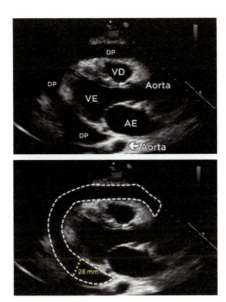

Figura 8.4 – Corte paraesternal eixo longo com derrame pericárdico circunferencial (provavelmente importante).
AE: átrio esquerdo; DP: derrame Pericárdico; VD: ventrículo direito; VE: ventrículo esquerdo.
Nota: Lâmina posterior medindo 28 mm; observar que o derrame é anterior à aorta descendente que passa atrás do átrio esquerdo.
Fonte: Acervo da autoria.

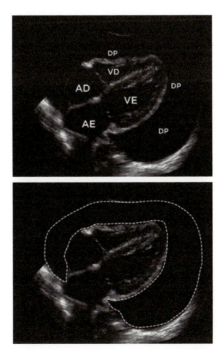

Figura 8.5 – Corte subcostal 4C demonstrando derrame pericárdico importante.
AD: átrio direito; AE: átrio esquerdo; DP: derrame pericárdico; VD: ventrículo direito; VE: ventrículo esquerdo.
Fonte: Acervo da autoria.

Derrame pericárdico com repercussão hemodinâmica

A presença de colabamento da cavidade atrial e/ou ventricular direita traz forte indício de repercussão. Caso esse sinal não seja encontrado, a presença de redução em pelo menos 40% ou mais da onda E (fluxo de enchimento mitral) durante a inspiração é outro sinal a ser pesquisado para constatar repercussão hemodinâmica (Figuras 8.6 a 8.8).

Uma redução de mais de 40% seria indicativo de repercussão como sinal equivalente ao pulso paradoxal (Figura 8.9). Nessa metodologia, infelizmente é frequente que, durante a inspiração, a posição da amostra do Doppler seja modificada pelo movimento respiratório, atrapalhando a comparação entre as medidas.

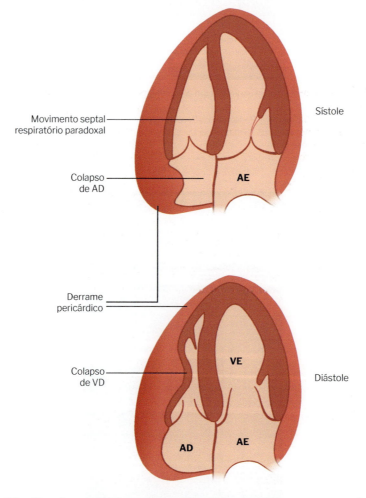

Figura 8.6 – Alterações morfológicas encontradas no derrame pericárdico com repercussão: imagem correspondente ao corte apical 4C demonstrando colabamento atrial direito na sístole, compressão ventricular direita e retificação do septo interventricular na inspiração.
Fonte: Adaptada de Otto CM, 2018.

Pericardiopatias • **63**

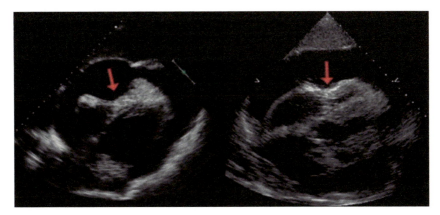

Figura 8.7 – Corte subcostal 4C demonstrando colabamento do ventrículo direito por derrame pericárdico.
Fonte: Acervo da autoria.

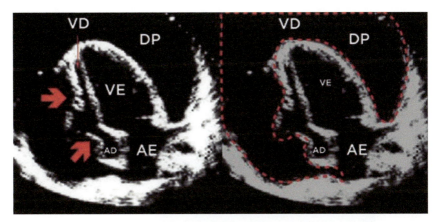

Figura 8.8 – Corte apical 4C com derrame pericárdico importante resultando em colabamento das câmaras direitas.
AE: átrio esquerdo; Ao: aorta; DP: derrame pericárdico; VD: ventrículo direito; VE: ventrículo esquerdo.
Fonte: Acervo da autoria.

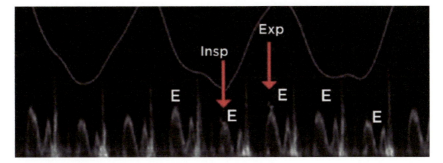

Figura 8.9 – Doppler de via de entrada do ventrículo esquerdo.
Nota: Na imagem observamos redução acima de 40% do fluxo de via de entrada com a inspiração.
Fonte: Acervo da autoria.

Espessamento pericárdico

A presença de ecogenicidade no interior do derrame pericárdico pode ser decorrente de coágulos (pós-operatório de cirurgia cardíaca), inflamação (pericardite idiopática), *debris* (pericardite infecciosa) ou implantes neoplásicos (Figuras 8.10 e 8.11).

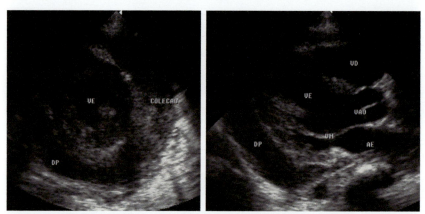

Figura 8.10 – Derrame pericárdico associado a aumento da ecogenicidade.
AE: átrio esquerdo; VD: ventrículo direito; VE: ventrículo esquerdo; VM: valva mitral.
Nota: Paciente jovem com quadro de dor torácica e osteomielite crônica evidenciando derrame pericárdico associado a aumento da ecogenicidade, principalmente posterior e lateral. Após punção, foi confirmado achado de pericardite purulenta.
Fonte: Acervo da autoria.

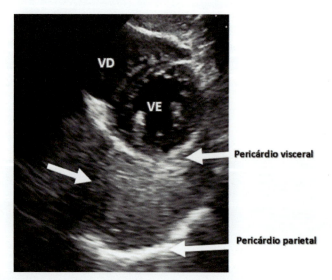

Figura 8.11 – Derrame pericárdico preenchido com material ecogênico.
VD: ventrículo direito; VE: ventrículo esquerdo.
Nota: O derrame pericárdico volumoso preenchido com material ecogênico, às vezes, é de difícil visualização, pois pode se confundir com estruturas próximas. A dica aqui é aumentar a profundidade (*depth*).
Fonte: Acervo da autoria.

9

Valvopatias Importantes

Introdução

A identificação de defeitos valvares é considerada a parte mais complexa na ecocardiografia, pois envolve conhecimento hemodinâmico pela avaliação de vários parâmetros ao Doppler, muitas vezes conflitantes entre si e com altíssima variação interobservador.

Por esse motivo, no que diz respeito às valvas, o estudante POCUS deve se deter somente a identificar valvopatias consideradas mais "grosseiras" e a suspeitar de algumas valvopatias de acordo com alterações no aspecto das valvas. Deve-se evitar a graduação exata do defeito, ou seja, deve-se mencionar que parecer haver uma estenose da valva "X", sem a tipificar como leve, moderada ou importante.

Aspecto das valvas

Nos jovens, normalmente, as valvas são finas, delgadas; enquanto em indivíduos idosos, podem exibir espessamento e calcificação, que, na sua maioria, não resultam em disfunção significativa da valva (Figura 9.1).

Movimentação da valva

Abertura

A abertura das valvas mitral (paraesternal e apical) e tricúspide (apical) deve ser ampla, não parecendo que há algum impedimento. Restrição na abertura pode acontecer por débito cardíaco reduzido (nesse caso, os folhetos abrem pouco, mas mantêm um aspecto normal) ou por fusão entre os folhetos, provocando as estenoses (Figura 9.2).

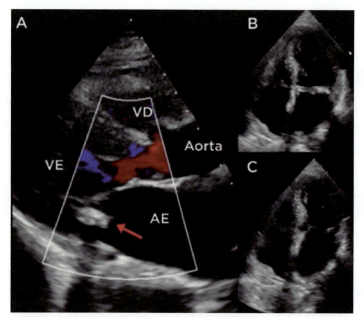

Figura 9.1 – Corte paraesternal e apical demonstrando calcificação do anel posterior da valva mitral, em valva normofuncionante. **(A)** Calcificação do anel posterior da valva mitral, em valva normofuncionante. **(B)** Com corte mais posteriorizado, pode-se ter falsa impressão de não abertura da valva. **(C)** Falsa impressão de **(B)** corrigida.
AE: átrio esquerdo; VD: ventrículo direito; VE: ventrículo esquerdo.
Fonte: Acervo da autoria.

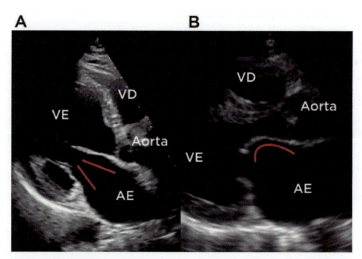

Figura 9.2 – Corte paraesternal longitudinal de dois pacientes com redução da abertura. **(A)** Redução da abertura por baixo fluxo. **(B)** Redução de abertura por doença estenótica da valva – observe a abertura "em cúpula" ou "em domo".
AE: átrio esquerdo; VD: ventrículo direito; VE: ventrículo esquerdo.
Fonte: Acervo da autoria.

As valvas aórtica e pulmonar, por serem menores, podem ter identificação da estenose mais difícil, resultando, muitas vezes, em que somente o Doppler demonstrando um fluxo de alta velocidade permita identificar a estenose.

- Perfil suspeito de estenose aórtica – suspeitar na presença de sopro sistólico aórtico:
    - Calcificação da valva aórtica + hipertrofia concêntrica do ventrículo esquerdo + Doppler colorido mostrando fluxo turbulento.

Fechamento

A falha evidente na coaptação dos folhetos é sinal muito pouco sensível para a presença de refluxo importante. A medida de triagem mais indicada é a identificação pelo Doppler colorido do fluxo retrógrado à valva, e pela extensão desse refluxo presumir a intensidade da insuficiência valvar. Diversas situações podem subestimar e superestimar essa percepção de intensidade, devendo, assim como nas outras valvopatias, o paciente ser submetido ao exame convencional para se avaliar a suspeita.

Em particular no refluxo aórtico, **a presença de onda de fluxo reverso na diástole em aorta descendente torácica ou abdominal é sinal bastante específico de insuficiência aórtica importante.**

Nas valvas mitral e tricúspide, o fechamento dos folhetos geralmente se dá no mesmo plano do anel; quando abaixo desse plano, há o prolapso valvar e, quando acima desse plano, acontece a retração ou o reposicionamento das cordas papilares pelo mecanismo de *tenting* (Figura 9.3).

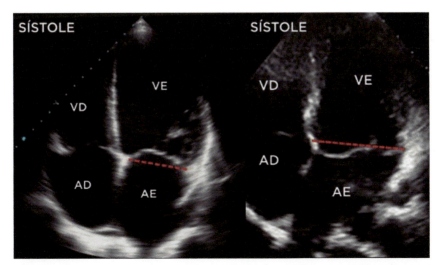

Figura 9.3 – Exemplos de fechamento acima e abaixo do plano do anel mitral, em paciente com refluxo mitral funcional (miocardiopatia dilatada) e em paciente com prolapso de valva mitral.
AD: átrio direito; AE: átrio esquerdo; VD: ventrículo direito; VE: ventrículo esquerdo.
Fonte: Acervo da autoria.

- Quando suspeitar de insuficiência mitral significativa:
  - Dilatação desproporcional do átrio esquerdo em relação a outras câmaras + hipertensão pulmonar (HP) sem motivo aparente (Figura 9.4).

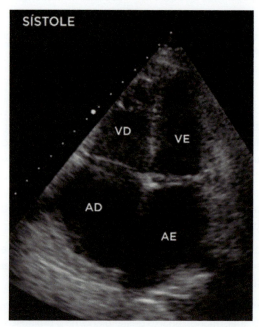

Figura 9.4 – Dilatação atrial esquerda desproporcional ao ventrículo esquerdo, associada à hipertensão pulmonar com dilatação de câmaras direitas.
AD: átrio direito; AE: átrio esquerdo; VD: ventrículo direito; VE: ventrículo esquerdo.
Nota: Aspecto muito encontrado nas valvopatias mitrais (especialmente na estenose).
Fonte: Acervo da autoria.

10

Janelas Avançadas

Introdução

As janelas avançadas são, em sua maioria, cortes não habituais para metodologia POCUS básico, obtidos nas janelas convencionais do exame. A única janela realmente adicionada é a supraesternal, usada para visualizar o arco aórtico.

Veremos agora como obter cortes adicionais para as seguintes janelas:

- Janela paraesternal:
    - Eixo curto da valva mitral e apical.
    - Eixo curto dos vasos da base.
- Janela apical:
    - Apical duas-câmaras (A2C).
    - Apical três-câmaras (AE3).

Eixo curto da janela paraesternal (Figura 10.1)

Muitas vezes, é preciso subir ou descer um espaço intercostal para se ter um ângulo de corte mais perpendicular e a imagem padrão.

Janela paraesternal eixo curto da valva mitral (Figuras 10.2 e 10.3)

Imagem semelhante ao corte no nível dos músculos papilares, com a diferença que, centralmente e dentro do ventrículo esquerdo (VE), podemos visualizar os folhetos anterior e posterior da valva mitral em um movimento de abertura e fechamento (abertura "em boca de peixe", mais nítida quando individualizamos individualizamos a redução da abertura dos folhetos na estenose mitral).

70 • Bases da Ecocardiografia

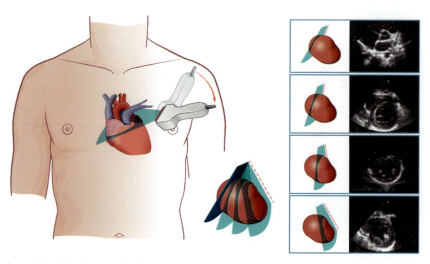

Figura 10.1 – Posição e angulação do transdutor no corte paraesternal eixo curto correspondente a níveis diferentes de corte ao longo do eixo longitudinal.
Nota: Partindo-se do corte padrão no nível dos músculos papilares e mantendo as mesmas rotação e angulação lateral do transdutor, inclina-se este para cima para se obter o corte da valva mitral e dos vasos da base e, para baixo (seta vermelha), para se obter o corte da porção apical do ventrículo esquerdo.
Fonte: Adaptada de Salerno A, et al., 1. ed. 2021.

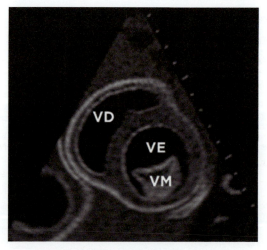

Figura 10.2 – Corte paraesternal eixo curto obtido no nível da valva mitral.
VD: ventrículo direito; VE: ventrículo esquerdo; VM: valva mitral.
Fonte: Acervo da autoria.

São usos desse corte:

- Avaliar alterações morfológicas da valva – espessamento, calcificação, redundância, vegetação – além de redução da abertura (estenose mitral).
- Avaliação da contratilidade dos segmentos basais do VE, já que o corte no nível dos músculos papilares avalia os segmentos médios.

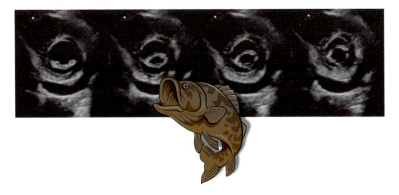

Figura 10.3 – Sequência de abertura da valva mitral patológica em um corte paraesternal eixo curto.
Nota: A valva encontra-se espessada e aparenta ter uma discreta redução da mobilidade comparada a uma valva normal. A imagem no eixo curto da valva mitral em movimento lembra muito a boca de uma peixe. Neste exame também observamos um derrame pericárdico posterior.
Fonte: Desenvolvida/acervo da autoria.

Janela paraesternal eixo curto apical (ponta do ventrículo esquerdo)

Nesse corte, visualizamos os segmentos apicais do VE, sendo, portanto, utilizado para avaliação da ponta (doenças isquêmicas incluindo aneurisma e trombos apicais). Morfologicamente muito semelhante ao corte no nível dos papilares, mas sem estes e com a cavidade menor (Figura 10.4).

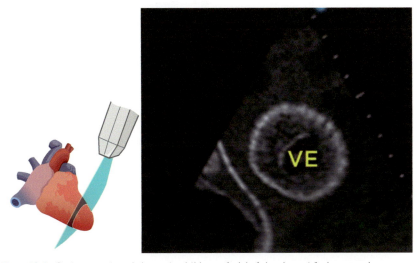

Figura 10.4 – Corte paraesternal eixo curto obtido ao nível do ápice do ventrículo esquerdo.
VE: ventrículo esquerdo.
Fonte: Desenvolvida/acervo da autoria.

Janela paraesternal dos vasos da base (Figura 10.5)

Nesse corte visualizamos, no centro, a valva aórtica com seus três folhetos (aspecto do logo da Mercedes); atrás, o átrio esquerdo; e, a partir dele, no sentido horário: o septo interatrial; átrio direito; valva tricúspide; ventrículo direito; valva pulmonar; artéria pulmonar (AP) e seus ramos.

Em corações menores (ecopediátrico), é fácil obter todas essas estruturas, mas na avaliação convencional geralmente é necessário inclinar o transdutor lateralmente para se otimizarem as câmaras direitas ou a VSVD e AP com seus ramos.

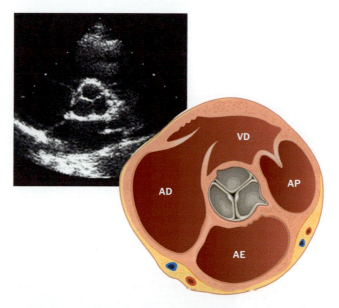

Figura 10.5 – Corte paraesternal eixo curto obtido no nível dos vasos da base.
AD: átrio direito; AE: átrio esquerdo; Ao: aorta; AP: artéria pulmonar; VD: ventrículo direito.
Fonte: Desenvolvida pela autoria.

Esse corte tem diversas utilidades:

- Avaliar a dimensão da região da via de saída e da artéria pulmonar.
- Avaliar alterações morfológicas nessas estruturas (valva aórtica e pulmonar, átrios, artéria pulmonar), como presença de trombos e vegetações.
- Avaliar a dinâmica valvar aórtica e pulmonar.
- Avaliação do fluxo com o Doppler da região da via de saída do ventrículo direito (VD), da valva pulmonar e da artéria pulmonar. Nesse item, podemos avaliar valvopatia pulmonar, presença de fluxo arterial pulmonar reduzido (característico da hipertensão pulmonar) bem como estimar a pressão média de artéria pulmonar por meio do refluxo pulmonar (Figura 10.6).

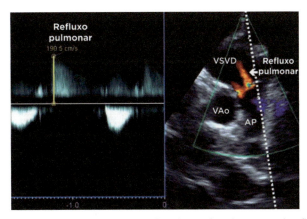

Figura 10.6 – Fluxo em valva pulmonar obtido pelo Doppler contínuo demonstrando refluxo pulmonar utilizado para medição da pressão média de artéria pulmonar.
AP: artéria pulmonar; VAo: valva Aorta; VSVD: via de saída do ventrículo direito.
Fonte: Acervo da autoria.

Cálculo da pressão média na artéria pulmonar (PMAP) – usamos velocidade de pico do refluxo pulmonar:

$$PMAP = 4 \times 1,92 = 4 \times 3,61 = 14,4 \text{ mmHg}$$

Caso se observe importante dilatação da cava inferior, alguns autores recomendam somar 10 ou 15 mmHg ao cálculo.

Assim como no cálculo da pressão sistólica da artéria pulmonar (PSAP), caso o VD tenha disfunção importante, o fluxo ejetado será muito reduzido, ocasionando redução das pressões medidas, mas com resistência arterial ainda alta e patológica.

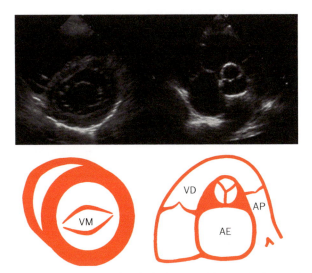

Figura 10.7 – Representação do corte da valva mitral e dos vasos da base na janela paraesternal eixo curto.
AD: átrio direito; AE: átrio esquerdo; AP: artéria pulmonar; VD: ventrículo direito; VM: valva mitral.
Fonte: Adaptada de Armstrong WF, Ryan T. 8. ed. 2018.

Janela apical cinco-câmaras (Figura 10.8)

A partir do corte apical quatro-câmaras (4C), anterioriza-se o corte e promove-se uma rotação do transdutor cerca de 30° no sentido horário até que se identifiquem a aorta ascendente e a via de saída do VE. Esse corte não tem valor para avaliação estrutural e funcional do VE e VD e serve unicamente para avaliar o fluxo da via de saída do VE (calcular a integral velocidade-tempo (VTI) – equivalente do débito cardíaco) e as valvopatias aórticas.

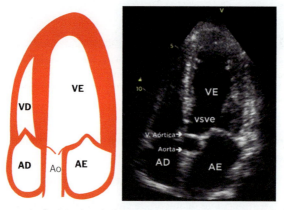

Figura 10.8 – Representação do corte apical cinco-câmaras para visualização da via de saída do ventrículo esquerdo, valva aórtica e aorta proximal.
AD: átrio direito; AE: átrio esquerdo; Ao: aorta; VD: ventrículo direito; VE: ventrículo esquerdo.
Fonte: Desenvolvida/acervo da autoria.

Janela apical duas-câmaras

A partir da janela apical 4C, mantendo-se a angulação em relação à pele e promovendo-se uma rotação de 90° no sentido horário (Figuras 10.9 e 10.10).

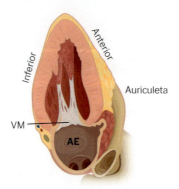

Figura 10.9 – Corte apical duas-câmaras.
AE: átrio esquerdo; VE: ventrículo esquerdo; VM: valva mitral.
Fonte: Desenvolvida pela autoria.

Janelas Avançadas • 75

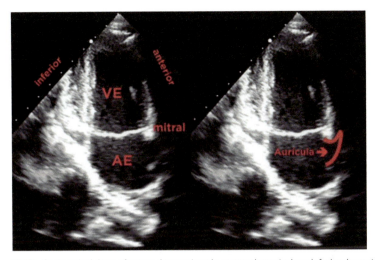

Figura 10.10 – Corte apical duas-câmaras demonstrando as paredes anterior e inferior do ventrículo esquerdo.
AE: átrio esquerdo; VE: ventrículo esquerdo.
Nota: Uma dica para sabermos que a imagem está centralizada no apical duas-câmaras é identificar a aurícula esquerda (imagem).
Fonte: Acervo da autoria.

Esse corte é importante para avaliar a contratilidade dos segmentos anterior e inferior do VE, podendo também ser usado para calcular a fração de ejeção por Simpson. A visualização da aurícula esquerda geralmente é difícil e pode ser útil na pesquisa de trombos.

Janela supraesternal (Figuras 10.11 a 10.13)

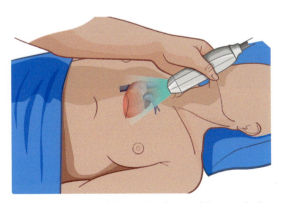

Figura 10.11 – Representação com o posicionamento do transdutor e paciente para obter a janela supraesternal.
Nota: Com o transdutor na fúrcula esternal, paciente com cabeça voltada para trás (hiperextensão máxima), marcador apontando para orelha esquerda (cerca de 2 horas do relógio) e eixo do transdutor alinhado à aorta.
Fonte: Desenvolvida pela autoria.

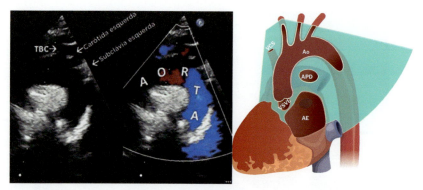

Figura 10.12 – Corte supraesternal demonstrando arco aórtico e seus ramos.
AE: átrio esquerdo; Ao: aorta; APD: artéria pulmonar direita; TBC: tronco braquiocefálico; VCS: veia cava superior; VSVE: via de saída do ventrículo esquerdo.
Fonte: Desenvolvida/acervo da autoria.

A utilidade principal dessa janela é na visualização dos aneurismas da crossa da aorta, lâminas de dissecção aórtica e outras condições, como coarctação ou canal arterial patente. Por isso, não é usada na rotina (exceto, por exemplo, no cenário de dor torácica para investigar aneurisma/dissecção aórtica).

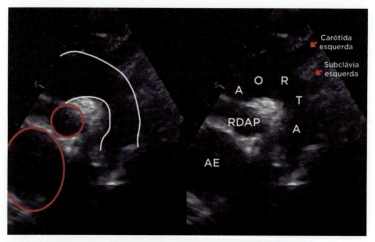

Figura 10.13 – Janela supraesternal demonstrando ramo direito da artéria pulmonar e átrio esquerdo.
AE: átrio esquerdo; RDAP: ramo direito da artéria pulmonar.
Fonte: Acervo da autoria.

11

Situações Especiais

Janela "difícil"

As situações que mais frequentemente dificultam a aquisição de imagens do coração são: doenças pulmonares (incluindo hiperinsuflação pela ventilação mecânica); excesso de panículo adiposo; deformidades torácicas; deslocamentos do coração; e pós-operatório de cirurgia cardíaca (pneumomediastino).

Em algumas situações, como nos pulmões hiperinsuflados, a única alternativa acaba sendo o acesso subcostal, que, nesses casos, tende a ter uma qualidade técnica melhor.

Na maioria das situações, ter um equipamento mais sofisticado, com recursos adicionais para o melhoramento da imagem faz toda a diferença (Figura 11.1). Além disso, podemos seguir algumas dicas:

- Reduzir a taxa de quadros/segundo (*frame rate*) tende a melhorar a resolução da imagem.
- Reduzir a abertura (*width*) e ajustar a profundidade (*depth*) de acordo com o que se quer analisar.
- Ajustar a frequência do transdutor promove muitas melhorias, principalmente quando o problema é a grande distância entre o transdutor e o coração (obesidade) (Figura 11.2). Lembrando que quanto menor a frequência, maior a penetração da ultrassonografia, infelizmente com perda de resolução, o que dificulta a percepção de estruturas pequenas como trombos e vegetações.
- Ajustar o foco, que consiste em otimizar uma profundidade específica para a análise.

78 • Bases da Ecocardiografia

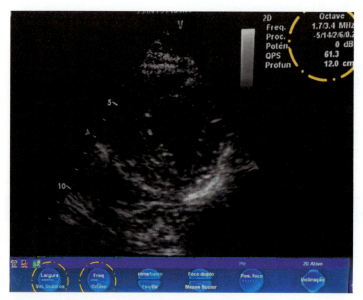

Figura 11.1 – Exemplo de aparelho com ajustes da imagem na própria tela.
VD: ventrículo direito; VE: ventrículo esquerdo.
O aparelho tem os ajustes de imagem na própria tela: largura (ou abertura), velocidade de quadros, frequência etc.
Fonte: Acervo da autoria.

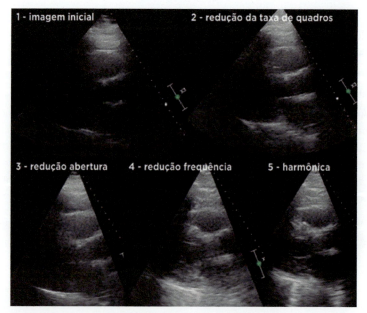

Figura 11.2 – Paciente de 188 kg com janela "difícil", com muito baixa resolução.
Nota: Sequência demonstrando artifícios usados para melhorar a imagem: redução da taxa de quadros (*frame rate*), redução da abertura (*width*), redução da frequência do transdutor (Hertz – Hz) e ativação de melhoramento de imagem (nesse exemplo, a harmônica).
Fonte: Acervo da autoria.

Para memorizar (mnemônico), se queremos melhorar a imagem do exame, reduziremos:

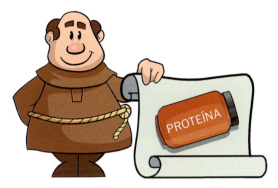

- **Frei** → **Fre**quência
- **Fra**co → **Fra**me Rate
- **Aben**çoa → **Aber**tura
- **Pro**teína → **Pro**fundidade
- Com **Harmonia** → **A**tivar **Harmônica**

Figura 11.3 – O **Frei Fra**co **Aben**çoa a **Pro**teína com **Harmonia**.
Frase para memorizar o mnemônico para melhoria da imagem 2D.
Fonte: Desenvolvida pela autoria.

Ventilação mecânica

- Pacientes ventilados com pressões elevadas podem gerar dificuldade para obtenção das imagens, o que afeta as medidas diretas ou indiretas das pressões cavitárias.

Para melhorar a imagem, durante o exame os parâmetros da ventilação podem ser ajustados se possível (elevação da concentração de O_2 com redução da PEEP e pressão de pico), o mesmo valendo para interrupção, se possível, de ventilação não invasiva.

Em virtude das pressões positivas em vias aéreas, pode haver redução do retorno venoso e ingurgitamento artificial da veia cava, mesmo em pacientes com volemia normal. Nesses casos, a desconexão do ventilador ou mesmo o ajuste pode ajudar (quando possível). Além disso, quando feita a avaliação sequencial sob as mesmas condições (p. ex., prova de volume), é possível usar os parâmetros obtidos de maneira comparativa; por exemplo, uma cava inferior que antes da prova de volume tem 22 mm e colaba pouco, mas que evolui para 25 mm com ausência total de colabamento, indica uma prova de volume bem-sucedida, mesmo se considerarmos os parâmetros basais sugestivos de hipervolemia.

Em pacientes com monitorização invasiva da pressão arterial, o eco pode auxiliar a entender o estado hemodinâmico (padrão hipovolêmico, pós-carga de VD alta e padrão congestivo) (Figura 11.3).

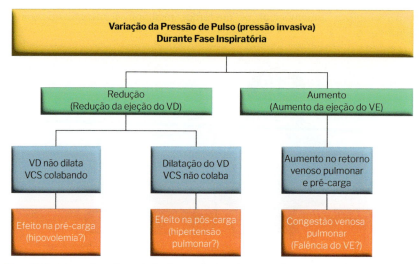

Figura 11.4 – Integração entre variação da pressão de pulso em pacientes em ventilação mecânica e comportamento pela ecocardiografia predizendo o padrão hemodinâmico predominante.
VCS: veia cava superior; VD: ventrículo direito; VE: ventrículo esquerdo.
Fonte: Desenvolvida pela autoria.

Oxigenação por membrana extracorpórea

A monitorização por ecocardiografia e/ou pelo método *point of care ultrasound* (POCUS) é componente essencial na avaliação dos pacientes em oxigenação por membrana extracorpórea (ECMO). Lembrando que, hemodinamicamente, a ECMO reduz a pré-carga sobre o ventrículo direito e promove sobrecarga volumétrica sobre as câmaras esquerdas (ECMO venoarterial promove mais interferência hemodinâmica que ECMO venovenosa).

Nesses pacientes, o POCUS cardíaco:

- Monitora o impacto cardíaco das mudanças hemodinâmicas relacionadas ao dispositivo, avaliando tanto fluxo como dimensões e função biventricular. Frequentemente, observamos melhora dos parâmetros de hipertensão pulmonar e de câmaras direitas, com sobrecarga de câmaras esquerdas.

- Identifica complicações da ECMO para o coração como distensão com perda da função ventricular esquerda, formação de trombos e pressões muito negativas geradas em câmaras direitas (na maioria das vezes, por hipovolemia).

- Avalia parâmetros usados no desmame.

Idealmente, o exame deve ser feito antes da instalação da ECMO para:

- Servir como base de comparação com os exames feitos durante o tratamento e na fase de desmame.

- Identificar situações que possam atrapalhar e até contraindicar o procedimento (hipovolemia, regurgitação aórtica importante, dissecção aórtica, disfunção ventricular esquerda grave e tamponamento cardíaco).

- Avaliação dos acessos vasculares e melhor posicionamento da cânula (uso de transdutores vasculares durante a instalação).

A avaliação pelo POCUS cardíaco aqui pode ser crucial para medidas como: expansão venosa para tratar baixo débito à direita; uso de inotrópicos e/ou vasodilatadores arteriais para tratar a distensão do ventrículo esquerdo (VE). Pacientes que sofrem distensão grave do VE geralmente têm um prognóstico de resposta à ECMO pior, principalmente em condições clínicas de mais lenta reversão.

Tem sido defendido que essa avaliação seja, ao menos, diária, havendo, inclusive, orientação para membros do time de ECMO terem plenas habilidades em POCUS (incluindo avaliação dos acessos).

Cuidados:

- A presença de derrame pericárdico com colabamento das câmaras direitas não pode ser rotulada como repercussão por causa da pressão negativa gerada pelo dispositivo nessas câmaras (na dúvida, a imagem deve ser reavaliada com a redução ou desligamento da ECMO).

- Os parâmetros do eco-hemodinâmico direito: pressão atrial direita (PAD), pressão sistólica da artéria pulmonar (PSAP), pressão média na artéria pulmonar (PMAP) durante a ECMO com cateter em veia cava inferior não são confiáveis em virtude da pressão negativa exercida. Um parâmetro interessante que poderia ser acompanhado para avaliar a repercussão hemodinâmica real à direita seria a integral da velocidade-tempo (VTI) da via de saída do ventrículo direito (VD), uma vez que as interferências na volemia à esquerda geradas pelo shunt da ECMO podem interferir na VTI do VE.

O Quadro 11.1 sintetiza os parâmetros utilizados na monitorização por POCUS cardíaco em pacientes sob ECMO.

Quadro 11.1 – Exemplo de quadro informativo a ser preenchido com os parâmetros utilizados na monitorização por POCUS cardíaco de pacientes em oxigenação por membrana extracorpórea

Parâmetro	✓	Valor
Rastreios de complicações (trombos, colabamento de câmaras, hiperdistensão do VE, obstrução da cânula)		
TAPSE		
VTI da VSVD		
Regurgitação tricúspide		
DDVE		
Contração do VE ou FEVE ou MAPSE		
E/e'		
VTI da VSVE		

DDVE: diâmetro diastólico do ventrículo esquerdo; FEVE: fração de ejeção do ventrículo esquerdo; MAPSE: excursão sistólica do plano do anel mitral, tradução do inglês *mitral annular plane systolic excursion*; TAPSE: *tricuspid annular plane systolic excursion*; VD: ventrículo direito; AD: átrio direito; VSVD: via de saída do ventrículo direito; VSVE: via de saída do ventrículo esquerdo; VTI: integral velocidade-tempo.
Fonte: Desenvolvido pela autoria.

Balão intra-aórtico

A avaliação à beira do leito dos parâmetros hemodinâmicos e de função do VE pode ser usada tanto na indicação como no processo de desmame do balão intra-aórtico (BIA).

Relembrando que **refluxo aórtico moderado ou importante constitui contraindicação ao BIA** e que o uso deste, obviamente, não beneficiará pacientes em situações de reduzida pré-carga em VE (hipovolemia, hipertensão pulmonar grave, disfunção avançada de VD).

Quando o implante é feito sem auxílio da imagem radiológica, o POCUS é ferramenta interessante para o perfeito posicionamento do balão na aorta descendente (Figura 11.5).

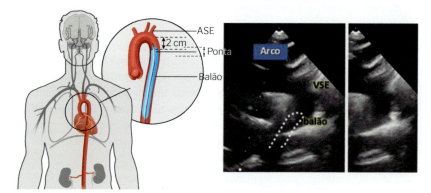

Figura 11.5 – Posicionamento ideal do balão na aorta descendente – 1 a 2 cm abaixo da artéria subclávia esquerda.
Nota: A imagem aqui é a supraesternal mas a ideal seria a obtida pelo eco transesofágico.
Fonte: Desenvolvida/acervo da autoria.

Os parâmetros mais confiáveis para indicar o sucesso do BIA são a redução da relação E/e', melhora da função do VE e da VTI da VSVE. Na fase de desmame (p. ex., parâmetro do BIA 1:2 ou 1:3), as ondas do Doppler variarão bastante, sendo necessário usar um valor médio. Por conta dessa variação batimento a batimento, pode ser preferível avaliar outros parâmetros de função ventricular, como a excursão sistólica do anel mitral (MAPSE), fração de encurtamento e fração de ejeção (FE).

Na fase de ajuste do BIA, o cálculo da VTI da VSVE é ferramenta interessante na escolha do método de gatilho do BIA (eletrocardiograma ou curva de pressão), bem como no ajuste fino do intervalo de enchimento e esvaziamento do BIA. Esses parâmetros, inclusive, podem variar durante a evolução clínica em resposta a situações diversas (p. ex., arritmias, flutuações da volemia, isquemia miocárdica).

Pós-parada cardiorrespiratória

O POCUS tem aplicabilidade em dois momentos, considerando este cenário: durante as manobras de reanimação (objetivo de identificar situações com potencial de tratamento imediato); e logo após retorno da circulação espontânea com o objetivo de evitar nova deterioração do quadro.

É unânime a opinião segundo a qual a interposição de ultrassonografia (USG), durante uma situação que exige uma resposta tão rápida e protocolar, não deve ser rotina, ou seja, pacientes com diagnóstico já estabelecido, sem nenhuma dúvida sobre a causa e o mecanismo da parada cardiorrespiratória (PCR) não devem sofrer nenhum desvio de atenção quanto ao protocolo de manobras, já que, nesses casos, pode haver um malefício ao invés de benefício para o paciente.

Além disso, como as medidas a serem tomadas devem ser imediatas, recomenda-se que o examinador tenha grande experiência com o método para garantir a rapidez no exame, além de evitar ações indesejadas por falso diagnóstico. Dessa maneira, observadores com pouca experiência devem ser desencorajados a usar esse cenário, pelo menos inicialmente, na sua prática.

Objetivos do POCUS na PCR:

- Detectar causas reversíveis:
    — Hipovolemia.
    — Tamponamento cardíaco.
    — Trombo obstrutivo/tromboembolismo pulmonar (TEP).
- Avaliar presença de movimento cardíaco ordenado.
- Assistolia: identificar verdadeiras e falsas – a atividade cardíaca normal e a fibrilação ventricular podem ser suspeitadas nessa situação.
- Atividade elétrica sem pulso (AESP): sem movimentos cardíacos, contração "débil" do coração e contração efetiva (p. ex., na hipovolemia e na vasoplegia).
- Decisão de terminalidade: ausência de retorno da atividade cardíaca prolongada e em casos irreversíveis como rotura da parede livre do coração e disfunção miocárdica grave persistente.
- Avaliar eficiência das compressões cardíacas (desnecessário se onda de pulso detectada).

Problemas:

- Interrupção desnecessária das manobras.
- Uso não criterioso.
- Conseguir imagem fácil e de razoável qualidade.
- Treino.

Protocolo FEER (*focused echocardiographic evaluation in ressuscitation management*)

- Enquanto se realiza reanimação de alta eficiência com pelo menos dois socorristas, se houver certeza da realização do FEER sem prejuízo em relação a essas manobras iniciais – somente socorristas livres podem se deslocar para trazer e preparar o aparelho de USG.

- Preparo antecipado da USG: ligar, testar, ajustar transdutor e controles, colocar gel.

- Na pausa entre as descompressões, enquanto outro examinador realiza palpação de pulsos, o transdutor deve ser posicionado na janela subcostal afim de se obter um corte quatro-câmaras (4C) com ventrículos e valvas bem individualizados. Caso não consiga ou haja necessidade de confirmar algum achado, opcionalmente pode-se obter e usar a janela apical ou a paraesternal. **Menos de 10 segundos deve ser o período máximo de interrupção**, coincidente com a palpação de pulso e rodízio da equipe.

- O examinador deve informar ao líder os achados principais: coração imóvel/parado, mínima contração do coração (contração não eficiente), contração normal ou reduzida e movimentos fasciculares do coração (possível fibrilação ventricular). Outros achados, como derrame pericárdico, distensão de câmaras direitas e rotura cardíaca, também são informados.

- Em casos suspeitos de pneumotórax, uma imagem pleuropulmonar rápida pode ser obtida.

A Figura 11.6 faz uma síntese do protocolo de ecocardiografia, em PCR, durante intervalos para checagem de pulso e a Figura 11.7 traz um fluxograma sugerindo o uso do POCUS na ressuscitação cardiopulmonar (RCP).

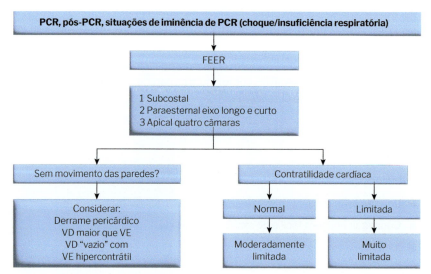

Figura 11.6 – Protocolo de ecocardiografia em rápida olhada na parada cardiorrespiratória, realizada durante os intervalos para checagem de pulso. Avaliação por meio da movimentação das paredes do ventrículo esquerdo feita durante a PCR; *focused echocardiographic evaluation in resuscitation* (FEER). VD: ventrículo direito; VE: ventrículo esquerdo.
Nota: Pode ser somente subcostal ou, dependendo da qualidade da imagem, se estender para paraesternal e/ou apical.
Fonte: Desenvolvida pela autora.

Situações Especiais • **85**

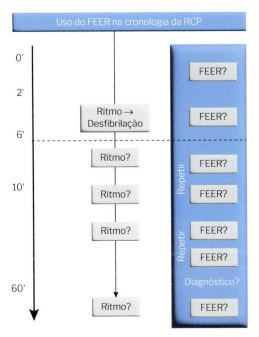

Figura 11.7 – Fluxograma com sugestão de uso do POCUS durante a ressuscitação cardiopulmonar.
Focused Echocardiographic Evaluation in Resuscitation (FEER); RCP: ressuscitação cardiopulmonar.
Fonte: Adaptada de Breitkreutz R, *et al.*, 2007.

12

Abordagem Guiada por Problemas

Introdução

Estabelecer um protocolo específico para cada situação ou cenário é questão crucial quando se lida com a metodologia *point of care ultrasound* (POCUS). Situações com diagnóstico não esclarecido ou vago ou situações com riscos iminentes ao paciente são as que mais se enquadram aqui e, por conta disso, a metodologia POCUS representa um grande diferencial no ambiente de emergência e de terapia intensiva.

Pesquisar causas mais comuns para os problemas:

- Buscar condições de fácil identificação:
    - Condição diagnosticada.
    - Condição suspeitada.
    - Condição provavelmente afastada.
    - Não foi possível suspeitar ou afastar.
- Vantagens:
    - Evita procedimentos desnecessários.
    - Direciona primeiras medidas e novos exames.
    - Dependendo da área, o protocolo possibilita treinamento mais focalizado.

Treinamento em cenários

- Com base em situação, sintoma, condição:
    - Dispneia, dor torácica, choque, ausculta abolida.
    - Trauma.
    - PCR.
- Com base em estratificação de diagnóstico já feito:
    - Tromboembolismo pulmonar (TEP), síndrome coronariana aguda (SCA), insuficiência cardíaca, sepse.

- Controle de derrame pericárdico.
- Choque cardiogênico.

■ Protocolos de intervenção usando POCUS: fluidorresponsividade, reposição volêmica.

Cada ponto abordado nos capítulos anteriores funcionará com uma peça-chave para ser usada em cada um dos cenários que serão explicados a seguir.

Dor torácica

Como diagnósticos principais, há: síndromes coronarianas; pericardite; miocardite; estenose aórtica valvar; forma obstrutiva da cardiomiopatia hipertrófica; síndrome de Takotsubo; embolia pulmonar; doenças pleuropulmonares (p. ex., pneumotórax, pleurite); e síndromes aórticas agudas.

Um rastreio básico (POCUS básico) usando metodologia *focus assessed transthoracic echo* (FATE) pode ser particularmente útil no caso de examinadores menos experientes e já serve para identificar alterações mais evidentes.

Análise de contratilidade global e segmentar do ventrículo esquerdo

Disfunção contrátil do ventrículo de esquerda (VE) pode estar presente nas síndromes coronarianas, síndrome de Takotsubo, miocardite e fase tardia das valvopatias.

Quando existe déficit segmentar, ou seja, determinada parede se contrai de modo diferente de outra (hipocinesia, acinesia, discinesia), podemos estar diante de uma das causas descritas no Quadro 12.1.

Quadro 12.1 – Causas de déficit contrátil segmentar do ventrículo esquerdo

Situação	Comentário
SCA	Déficit septal e anterior tende a ser mais apical, e o inferior, mais basal. Pacientes já portadores de coronariopatia prévia podem ter déficit antigo
Síndrome de Takotsubo	Acinesia ou discinesia apical com hipercontratilidade das bases. Atenção: síndrome de Takotsubo é diagnóstico de exclusão, sempre pensar em SCA
Miocardite	Pode ser indistinguível da SCA. Resulta, mais comumente, em hipocinesia do que em acinesia
Bloqueio de ramo esquerdo Marcapasso Sobrecarga de volume ou pressão em VD	Resultam em movimento paradoxal do septo, que pode simular déficit contrátil deste
Miocardiopatias	Doença de Chagas pode ter padrão parecido com o da doença coronariana (inclusive aneurisma apical)

SCA: síndrome coronariana aguda; VD: ventrículo direito.
Fonte: Desenvolvido pela autoria.

Dicas:

- Pacientes com disfunção ventricular muito importante (fração de ejeção menor que 30%) apresentam contratilidade segmentar de difícil avaliação, podendo gerar tanto falso-positivo como falso-negativo para suspeita de doença isquêmica/miocárdica. No geral, se existe déficit, mesmo difuso, não prévio, a hipótese de dor de origem cardíaca deve estar em primeiro lugar.
- Pacientes com disfunção diastólica (onda e' menor que 0,10) e/ou dilatação atrial desde que não tenham outra explicação para esse achado (p. ex., hipertrofia ventricular esquerda, hipertensão ou valvopatias) devem ser considerados suspeitos de dor de origem cardíaca.
- Pacientes já portadores de doença coronariana prévia (infarto prévio) podem ter déficit contrátil antigo, tornando esse achado inespecífico para suspeita diagnóstica; se bem documentado, considerar sempre o surgimento de novo déficit contrátil ou queda da fração de ejeção para indicativo de suspeita de dor cardíaca.

Avaliação do pericárdio

Apesar de a ausência de líquido pericárdico não permitir afastar pericardite, sua presença, principalmente se associada a sinais inflamatórios de espessamento, fala a favor dessa suspeita e tem um valor preditivo mais positivo do que negativo. Lembrar-se sempre de aumentar a profundidade (*depth*) da imagem para melhorar a visualização e o contraste da lâmina pericárdica.

Tromboembolismo pulmonar/*cor pulmonale* agudo

A avaliação das dimensões de câmaras direitas, da artéria pulmonar e da veia cava; a avaliação da função sistólica do ventrículo direito pelo método de excursão sistólica do anel tricúspide (TAPSE, do inglês *tricuspid annular plane systolic excursion*); e por último, realização de eco-hemodinâmico direito (pressão de átrio direito e pressão sistólica de artéria pulmonar) são requisitos fundamentais na investigação do TEP. Lembrando que as alterações encontradas têm alto valor preditivo positivo, enquanto um exame normal não descarta a condição, já que as alterações hemodinâmicas não são obrigatórias. Dos achados, merece menção a medida da PSAP, que, quando elevada de maneira não significativa (menos de 60 mmHg), pode também estar presente em outras condições pulmonares não vásculo-obstrutivas, além de cardiopatias do lado esquerdo (valvopatias mitrais podem gerar hipertensão pulmonar mais significativa com PSAP acima de 60 mmHg).

Estenose aórtica

Avaliação na janela paraesternal do aspecto e função da valva aórtica (abertura), além da existência de alguma obstrução na região da via de saída do VE.

Scanning aórtico (síndromes aórticas agudas)

Não sendo o melhor método mesmo em mãos experientes, uma visualização da aorta ascendente na janela paraesternal, do arco aórtico na janela supraesternal e da aorta descendente nas demais janelas já serve de rastreio inicial de dissecção aórtica (presença de falsa luz associada ou não à dilatação) e aneurisma de aorta (Figuras 12.1 a 12.4). A presença de refluxo aórtico ao Doppler colorido pode aumentar a suspeita de aortopatias proximais aortopatias proximais.

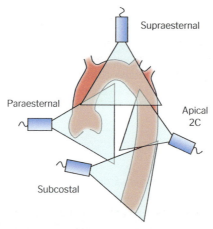

Figura 12.1 – *Scanning* aórtico nas janelas ecocardiográficas principais.
Fonte: Desenvolvida pela autoria.

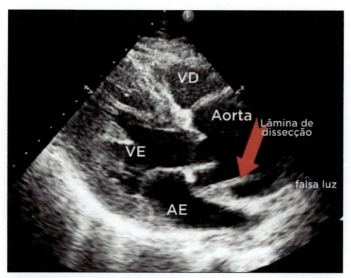

Figura 12.2 – Imagem paraesternal longitudinal demonstrando dilatação da aorta proximal associada a uma linha de dissecção posterior delimitando a falsa luz.
AE: átrio esquerdo; VD: ventrículo direito; VE: ventrículo esquerdo.
Nota: Compare o tamanho da aorta proximal com o átrio esquerdo.
Fonte: Acervo da autoria.

Abordagem Guiada por Problemas • 91

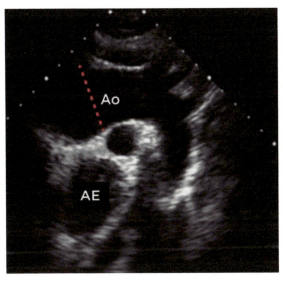

Figura 12.3 – Janela supraesternal demonstrando aneurisma de aorta ascendente próximo ao arco aórtico.
AE: átrio esquerdo; Ao: aorta.
Fonte: Acervo da autoria.

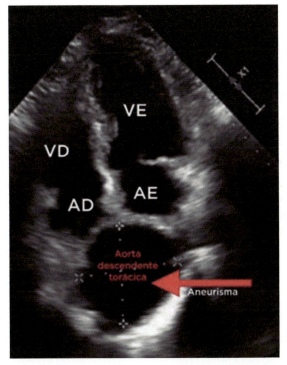

Figura 12.4 – Aneurisma de aorta descendente torácica visto posteriormente ao átrio esquerdo na janela apical 4C.
4C: quatro-câmaras; AD: átrio direito; AE: átrio esquerdo; VD: ventrículo direito; VE: ventrículo esquerdo.
Fonte: Acervo da autoria.

Scanning pleuropulmonar

Realizado com o objetivo de identificar derrame pleural, pneumotórax e outras alterações do parênquima pulmonar que possam justificar a dor torácica.

Resumo do *checklist* utilizado para investigação de dor torácica aguda:

- Contratilidade global e segmentar do VE normal.
- Disfunção diastólica inesperada (e' menor que 0,10).
- Derrame ou espessamento pericárdico.
- Valva aórtica sem calcificação e com boa abertura.
- Via de saída do VE livre.
- Câmaras direitas normais.
- TAPSE e PSAP normais.
- *Scanning* aórtico normal.
- *Scanning* pleuropulmonar normal.

Dispneia/insuficiência respiratória

Entre as principais causas de desconforto respiratório, destacam-se situações facilmente suspeitadas por meio da metodologia POCUS. A utilização de ultrassonografia (USG) em conjunto com dados clínicos e laboratoriais básicos pode ser crucial nessa definição.

Insuficiência cardíaca, hipervolemia, derrame pleural, embolia pulmonar, pneumotórax e tamponamento cardíaco são condições, muitas vezes, facilmente suspeitadas.

- Sequência:
    - Realização do FATE completo (janelas paraesternal, apical, subcostal e *scanning* pleuropulmonar): o objetivo aqui é avaliação da contratilidade cardíaca, de sinais de hipervolemia (cava e congestão pulmonar) e de sinais indiretos de hipertensão pulmonar (HP) importante.
    - Realização do eco-hemodinâmico para medição das pressões de enchimento de VD e VE (veia cava e relação E/e'): basicamente, a elevação de VE (E/e') na presença de disfunção sistólica do VE ou de outra causa evidente (p. ex., hipervolemia com insuficiência renal) fecha o diagnóstico de insuficiência cardíaca.
- Situações particulares:
    - Elevação isolada das pressões de enchimento do VD (PAD) não justificadas (sem TEP, HP ou doença de câmaras esquerdas): o principal diagnóstico é hipervolemia e, obviamente, TEP nunca é 100% descartado mesmo com PSAP normal.

- Elevação isolada das pressões de enchimento do VE (relação E/e') não justificada (ausência de baixa fração de ejeção): pensar sempre em valvopatias, insuficiência cardíaca com fração de ejeção preservada (ICFEP) sendo uma causa comum desta última a doença coronariana. Realização de ECG, troponina e de ecocardiograma convencional à procura de déficit segmentar isquêmico são boas estratégias.
- Dilatação de câmaras esquerdas sem justificativa (boa função de VE): encontrada nas valvopatias regurgitantes (insuficiência mitral e insuficiência aórtica), insuficiência cardíaca (IC) de alto débito (anemia, tireotoxicose) e doença congênita.

A Figura 12.5 traz um fluxograma para a avaliação da dispneia.

Choque

- A metodologia POCUS tem três objetivos básicos no choque:
  - Avaliar a etiologia exata do choque, basicamente no choque cardiogênico (disfunção ventricular), choque hemorrágico (avaliação de coleções sanguíneas com transdutores não cardíacos), choque obstrutivo (embolia pulmonar e estenose valvares) e do tamponamento cardíaco. Lembrando que a presença de disfunção cardíaca não necessariamente assinala o coração como causa, já que pode haver disfunção prévia compensada, mas com certeza terá importância na condução do caso.
  - Caracterizar o perfil hemodinâmico por meio da realização do eco-hemodinâmico, permitindo confirmar as situações anteriores e até levantar a suspeita de outras condições não suspeitadas, como o choque distributivo (sepse, choque central) e hipovolemia.
  - Avaliação sequencial durante provas terapêuticas como reposição volêmica (ver próximo cenário), utilização de drogas vasoativas, inotrópicos ou dispositivos, como oxigenação por membrana extracorpórea (ECMO) e balão intra-aórtico (BIA).

Diagnóstico

- Aquisição das janelas básicas para avaliação da função biventricular, de presença de líquido pericárdico e da dinâmica valvar.
- Varredura extracardíaca com outros transdutores (POCUS não cardíaco) em locais suspeitos de sangramento à procura de focos hemorrágicos.

Perfil hemodinâmico

De acordo com as variáveis do eco-hemodinâmico obtidas, é possível enquadrar o paciente nos diversos perfis hemodinâmicos de choque, o que também servirá de base para o planejamento terapêutico e a continuidade da investigação da causa específica.

94 • Bases da Ecocardiografia

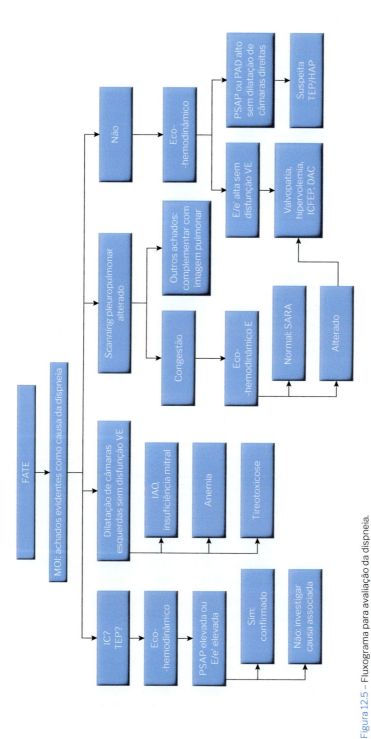

Figura 12.5 – Fluxograma para avaliação da dispneia.
DAC: doença arterial coronariana; FATE: focus assessed transthoracic echo; HAP: hipertensão arterial pulmonar; IAO: insuficiência aórtica; IC: insuficiência cardíaca; ICFEP: insuficiência cardíaca com fração de ejeção preservada; MOI: marcante, óbvio, inquestionável; PAD: pressão atrial direita; PSAP: pressão sistólica da artéria pulmonar; SARA: síndrome da angústia respiratória aguda; TEP: tromboembolismo pulmonar; VE: ventrículo esquerdo.
Fonte: Desenvolvida pela autoria.

O Quadro 12.2 reúne os achados do cardio-POCUS dos diversos tipos de choque.

Quadro 12.2 – Achados do cardio-POCUS encontrados nos diversos tipos de choque

	PAD	PSAP	Função VD	E/e'	VTI VSVE	Função VE
Hipovolêmico, desidratação	↓↓	–	–	–	↓	↑↑↑
Cardiogênico (disfunção do VE)	↑	↑	–	↑	↓	↓↓↓
Séptico (vasodilatação)	↓	N	N	↓	↓	N
Obstrutivo (TEP)	↑↑	↑↑↑	N ou ↓	↓	N ou ↓	N
Tamponamento	↑↑	N	N	N	N	N
Disfunção "pura" de VD (infarto, por exemplo)	↑↑	N	↓↓	N	N ou ↓	N
Insuficiência mitral aguda	↑	↑	N ou ↓	N ou ↑	↓	N ou ↑

N: normal; PAD: pressão de átrio direito; PSAP: pressão sistólica de artéria pulmonar; TEP: tromboembolismo pulmonar; VD: ventrículo direito; VE: ventrículo esquerdo; VSVE: via de saída do ventrículo esquerdo; VTI: integral tempo-velocidade.
Fonte: Desenvolvido pela autoria.

Além disso, em algumas situações pode haver comportamentos hemodinâmicos diversos como:

- Vasoplegia e/ou hipovolemia por excesso de diuréticos no choque cardiogênico.
- Componente cardiogênico em quadro séptico (disfunção miocárdica da sepse).
- Causas mistas, como associação de insuficiência cardíaca e sepse.

Reposição volêmica/fluidorresponsividade

Uso bastante difundido na metodologia POCUS, a monitorização sequencial para expansão endovenosa é ferramenta bastante útil em cenários de gravidade e principalmente de maior complexidade (p. ex., choque circulatório de etiologia mista).

A realização de eco-hemodinâmico seria o ponto crucial de partida para caracterização do estado volêmico e muitos parâmetros obtidos servirão como basal durante ressuscitação volêmica.

Vejamos alguns princípios gerais:

- Dilatação ventricular direita com disfunção do VD geralmente constitui contraindicação para expansão volêmica desenfreada.
- Uma elevação de pelo menos 10% do débito cardíaco após aumento da pré-carga (p. ex., 500 mL de expansão IV em 30 minutos, ou mesmo elevação passiva dos membros inferiores) constitui um bom parâmetro de sucesso (fluidorresponsividade).

- Utilização de parâmetros objetivos, principalmente clínicos, é mais importante em si que a utilização dos parâmetros obtidos pela monitorização ecocardiográfica: parâmetros de perfusão para indicar o sucesso e parâmetros de hipervolemia para considerar insucesso (como linhas B na USG pulmonar). Lembre-se: o ótimo é inimigo do bom.
- Cuidado em não insistir em expansão volêmica quando existe piora progressiva dos parâmetros de volemia ou disfunção de VD, sem consequente melhora do débito cardíaco: por exemplo, após expansão endovenosa, a cava fica muito dilatada, o VD entra em disfunção e não se observa melhora da VTI de via de saída do ventrículo esquerdo (VSVE).
- A expansão volêmica pode ser substituída pela elevação passiva dos membros inferiores e, mais uma vez, o aumento do débito cardíaco (p. ex., VTI) é um parâmetro mais confiável do que variações da veia cava (protocolo: reavaliar parâmetros após 1 minuto da elevação dos membros, cuidado com pacientes portadores de alta pressão abdominal).
- Importante:
    - Apesar de conduta básica e fácil, não podemos confiar cegamente nos parâmetros de veia cava para estimar volemia em razão da influência de aspectos como: pressão positiva em vias aéreas; influência da função do VD; hipertensão pulmonar; refluxo tricúspide; compressão pericárdica; variações anatômicas/funcionais entre os pacientes.
    - Além disso, pacientes já portadores de disfunção cardíaca esquerda crônica necessitam de elevadas pressões de enchimento ventricular para manutenção do débito cardíaco, o que significa que, nesses pacientes (insuficiência cardíaca), do mesmo jeito que pressão venosa central não é bom parâmetro, o estado da veia cava pela USG também não é.

O Quadro 12.3 sintetiza os parâmetros da veia cava inferior indicativos de responsividade à prova de volume.

Quadro 12.3 – Parâmetros da veia cava inferior indicativos de responsividade à prova de volume

Respiração espontânea	Índice de colabamento = $\frac{Dmax - Dmin}{Dmax}$ %	Índice de colabamento maior que 50% com Dmax menor que 21 mm é igual à baixa pressão de AD
Ventilação mecânica (PEEP menor que 5 cmH$_2$O + VC maior que 8 mL/kg)	VCI menor que 12 mm	Bom parâmetro para PAD baixa. Entre 12 e 20, não é possível ter certeza
	Índice de distensibilidade = $\frac{Dmax - Dmin}{Dmin}$ %	Índice de distensibilidade maior que 18% significa responsividade
	Índice de = $\frac{Dmax - Dmin}{Dmédio}$ = $\frac{Dmin_{colapsibilidade}}{(Dmax + Dmin)_2}$	Índice de colapsibilidade maior que 12% significa responsividade

AD: átrio direito; Dmax: diâmetro máximo da VCI; Dmin: diâmetro mínimo da VCI; PAD: pressão atrial direita; PEEP: pressão positiva expiratória final, tradução do inglês *positive end-expiratory pressure*; VCI: veia cava inferior.
Fonte: Desenvolvido pela autoria.

Tromboembolismo pulmonar

Uma vez diagnosticado ou suspeitado o TEP, a avaliação de sua repercussão é crucial, bem como a escolha de eventual terapia caso haja descompensação hemodonâmica.

Basicamente, deve ser feita avaliação da morfologia e do tamanho das câmaras direitas, avaliação da função do ventrículo direito (incluindo o registro do TAPSE), medida da PSAP e, na falta desta, avaliar a PMAP (pressão média arterial pulmonar) e/ou padrão de fluxo arterial pulmonar.

Alguns lembretes da avaliação POCUS no TEP:

- Exame normal não descarta TEP – basicamente, indica que não há repercussão.
- Exame alterado não confirma TEP – principalmente se existem outras causas para HP e/ou *cor pulmonale*, como doença pós-capilar (insuficiência cardíaca esquerda), TEP prévio e HP de outras etiologias.
- Presença de disfunção sistólica grave de VD, sem dilatação proporcional de câmaras direitas é o sinal mais confiável de repercussão aguda por um TEP. Em alguns casos, pode aparecer contratilidade exagerada no ápice (sinal de McConnell) (Figura 12.6).
- Quando existe grave disfunção do VD ou refluxo tricúspide muito importante, a medida da PSAP não é confiável para quantificar a HP (o baixo débito pulmonar nessas duas condições não consegue gerar pressão elevada).

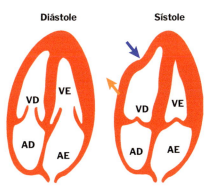

Figura 12.6 – Tromboembolismo pulmonar agudo. Disfunção sistólica grave de VD (parede livre – seta laranja); pouca ou nenhuma dilatação de câmaras direitas e hipercinesia da ponta de VD (sinal de McConnell – seta azul)
AD: átrio direito; AE: átrio esquerdo; VD: ventrículo direito; VE: ventrículo esquerdo.
Fonte: Adaptada de Haller EP, 2014.

Síndrome coronariana aguda

Uma vez diagnosticada a SCA (clínica, ECG, troponina), o ecocardiograma terá três objetivos principais:

- Avaliar repercussão na contratilidade cardíaca (avaliar VE e VD):
  — Uma disfunção grave global do VE impõe cuidados para evitar congestão, melhor manuseio de medicações e prevenção de choque.
  — Uma disfunção grave localizada em paciente com SCA sem supra ST indica lesão oclusiva ou suboclusiva, podendo servir para indicação mais precoce de cateterismo cardíaco.
  — Disfunção do VD nos infartos inferiores é indicativo de cuidados, como evitar redutores de pré-carga (nitrato e diuréticos).
  — Ausência de alteração contrátil não descarta nem permite inferir bom prognóstico, especialmente em paciente já medicado.
- Avaliar repercussão hemodinâmica (eco-hemodinâmico D e E):
  — Aumento da relação E/e' mesmo sem disfunção contrátil é resultado de disfunção diastólica pela isquemia, podendo causar sintomas de congestão.
  — Redução da VTI da VSVE, especialmente em pacientes taquicárdicos, indica muitas vezes manutenção do débito cardíaco em L/min pela taquicardia, com riscos, muitas vezes, de choque se a FC for rapidamente reduzida (cuidado com betabloqueadores na fase pré-choque).
  — Não é comum encontrar hipertensão pulmonar e/ou *disfunção de VD* nesses pacientes – em caso positivo, sempre pensar em insuficiência mitral importante (isquêmica) ou cardiopatia esquerda prévia associada.
  — Baixa pressão de átrio direito (cava colabada) na presença de disfunção ventricular esquerda com repercussão geralmente indica prova de volume visando melhorar a pré-carga do VE, ou seja, ajustar a pressão de enchimento do VE para otimizar o débito cardíaco (monitorar durante a prova de volume a VTI da VSVE e a relação E/e').
- Avaliar a presença de outras complicações:
  — Derrame pericárdico (pericardite).
  — Trombos cavitários.
  — Insuficiência mitral (disfunção/rotura papilar).
  — Aneurisma, pseudoaneurisma e rotura de parede do VE.
  — CIV pós-infarto.

Insuficiência cardíaca

Diagnóstico fisiopatológico

Mesmo após o diagnóstico clínico de IC, o eco é parte fundamental para confirmação diagnóstica e, na maioria dos pacientes, possibilita ao examinador, mesmo sem treinamento muito avançado, encontrar achados que confirmem ou afastem a suspeita.

Enquanto a presença de disfunção da contratilidade do VE é, na maioria das vezes, o achado principal e relativamente fácil de identificar, a IC também pode ser desencadeada por outras condições cardíacas e até extracardíacas que merecem ser pesquisadas se não houver insuficiência cardíaca com fração de ejeção reduzida (ICFER).

- ICFEP (IC "diastólica"): a presença de átrio esquerdo de tamanho normal somada à onda e' superior a 0,10 cm/s permite afastar, com segurança, disfunção diastólica pura como causa da IC.

- IC valvar: suspeitada por meio da presença de alterações valvares (na mitral, principalmente se existe átrio esquerdo aumentado e/ou HP sem causa aparente).

- Hipervolemia: presente na insuficiência renal aguda, resulta na elevação das pressões de enchimento (PAD e relação E/e') sem disfunção sistólica e achados de cardiopatia estrutural como HVE. Muitas vezes haverá associação entre ICFEP e hipervolemia.

- IC de alto-débito: da anemia, fístulas arteriovenosas, tireotoxicose, hipertireoidismo. Tipicamente, câmaras esquerdas estão aumentadas, com função sistólica e diastólica normais (FE acima de 50% e e' acima de 0,10 cm/s).

Diagnóstico etiológico

Elementos como déficit contrátil segmentar, causa evidente de disfunção valvar (endocardite, prolapso), sinais de miocardiopatia (MCP) hipertrófica, derrame pericárdico etc. permitem já suspeitar qual é a etiologia exata da IC.

Quadro 12.4 – Padrões de alterações encontradas nos diversos tipos de doenças miocárdicas que contribuem para o diagnóstico diferencial

Disfunção do VE		Tamanho do VE	Relação E/e
Miocardite	Global +++ Segmentar+	Normal ou ↑	↑
Takotsubo	Discinesia apical com Hipercontratilidade basal	Balonamento apical	↑
Disfunção miocárdica da sepse	Global	Normal	Normal ou ↑
Miocardiopatia crônica	Global	Aumentado	↑
Isquemia miocárdica-aguda	Segmentar	Normal	Normal ou ↑
Chagas	Global ou segmentar (inferior, posterior, aneurisma digitiforme-apical	Aumentado	↑

VE: ventrículo esquerdo.
Fonte: Desenvolvido pela autoria.

Perfil hemodinâmico

A realização do eco-hemodinâmico fornece informações importantes para terapêutica tanto agudamente como na terapia intra-hospitalar destes pacientes. Situações como hiper ou hipovolemia (pressões de AD e E/e' alteradas), pressão de artéria pulmonar e débito cardíaco são as mais comumente destacadas e que podem, na medida do tratamento, ser reavaliadas dinamicamente. Lembrar sempre que, em cardiopatas crônicos, as pressões de enchimento ideais para manutenção do débito cardíaco são mais altas do que em indivíduos saudáveis, sendo importante confrontar as medidas hemodinâmicas com outros parâmetros clínicos do paciente. Por exemplo: determinado paciente com FE de 20% pode estar assintomático, com pulmões limpos e sem edemas, estando com PAD maior que 20 mmHg e PVCP em torno de 18 mmHg.

Outros achados

Condições frequentemente encontradas nesses pacientes podem ser avaliadas pelo POCUS, como derrame pleural, derrame pericárdico, ascite, valvopatias e trombos intracavitários.

13

Apêndice 1 – Atlas de Imagens

Abreviações

- A4C: corte apical quatro-câmaras.
- A2C: corte apical duas-câmaras.
- A3: corte apical três-câmaras.
- A5C: corte apical cinco-câmaras com visualização da via de saída do ventrículo esquerdo (VSVE) e valva aórtica.
- PLAX: corte paraesternal eixo longo (*long axis*).
- PSAX: corte paraesternal eixo curto (basal, VM, médio, apical).
- Subcostal 4C: corte subcostal quatro-câmaras.

Imagens normais e alteradas

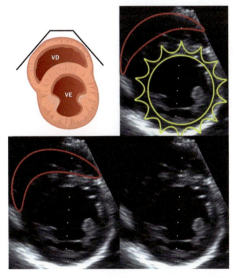

Figura 13.1 – Corte PSAX médio mostrando a configuração normal em sol e meia-lua do ventrículo esquerdo e do ventrículo direito, respectivamente.
VD: ventrículo direito; VE: ventrículo esquerdo.
Fonte: Acervo da autoria.

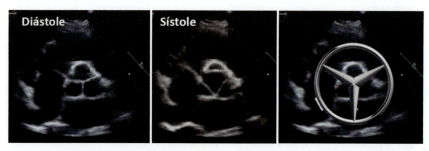

Figura 13.2 – Corte PSAX no nível dos vasos da base mostrando, no centro, valva aórtica tricúspide (aspecto que lembra o emblema da Mercedes-Benz).
Fonte: Acervo da autoria.

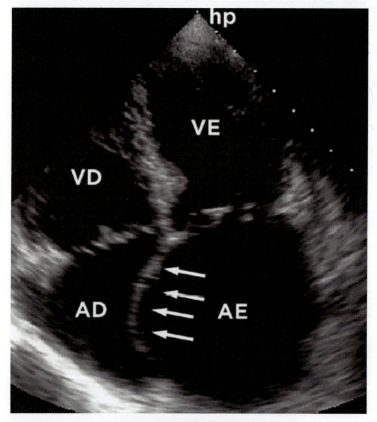

Figura 13.3 – Corte A4C com abaulamento do septo interatrial para a direita.
AD: átrio direito; AE: átrio esquerdo; VD: ventrículo direito; VE: ventrículo esquerdo; 4C: quatro-câmaras.
Nota: Abaulamento do septo interatrial para a direita com dilatação por provável elevação importante da pressão atrial esquerda. Pode ser valvopatia mitral ou disfunção do ventrículo esquerdo. Notar que, pelo tamanho, não existe pressão reduzida em câmaras direitas (que seria outra causa de abaulamento do septo para direita).
Fonte: Acervo da autoria.

Apêndice 1 – Atlas de Imagens • 103

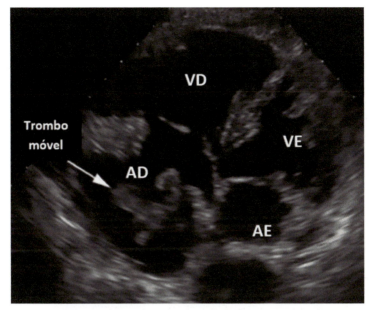

Figura 13.4 – Corte A4C com otimização para câmaras direitas.
AD: átrio direito; AE: átrio esquerdo; VD: ventrículo direito; VE: ventrículo esquerdo.
Nota: Presença de massa ecogênica móvel no interior do átrio direito, com dilatação de câmaras direitas.
Fonte: Acervo da autoria.

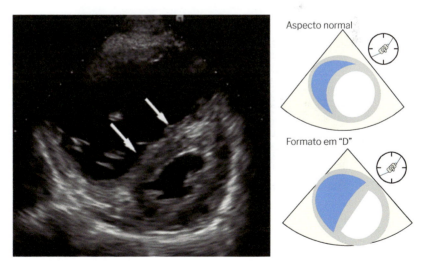

Figura 13.5 – Corte PSAX médio.
Nota: Dilatação do ventrículo direito com retificação do septo interventricular e aspecto "em D" do ventrículo esquerdo. Sugere pressões de VD iguais ou superiores às pressões de VE. Encontradas no tromboembolismo pulmonar (TEP) e outras causas de HP.
Fonte: Desenvolvida/acervo da autoria.

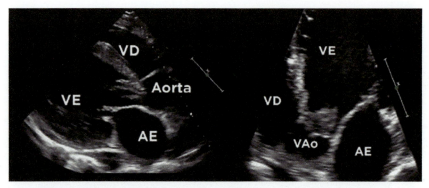

Figura 13.6 – Corte PLAX e A5C (zoom).
AE: átrio esquerdo; VAo: valva aórtica; VD: ventrículo direito; VE: ventrículo esquerdo; A5C: corte apical cinco-câmaras.
Nota: Cortes demonstrando imagens filamentares móveis aderidas à face ventricular da valva aórtica. Compatível com endocardite de valva aórtica.
Fonte: Acervo da autoria.

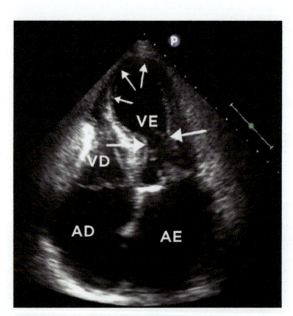

Figura 13.7 – Corte A4C demonstrando dilatação biatrial.
AD: átrio direito; AE: átrio esquerdo; VD: ventrículo direito; VE: ventrículo esquerdo; 4C: quatro-câmaras.
Nota: Corte demonstrando dilatação biatrial, abaulamento sistólico da ponta do VE (aneurisma, síndrome de Takotsubo, acinesia ou discinesia da ponta) com hipercinesia das porções mediobasais do VE.
Fonte: Acervo da autoria.

Apêndice 1 – Atlas de Imagens • **105**

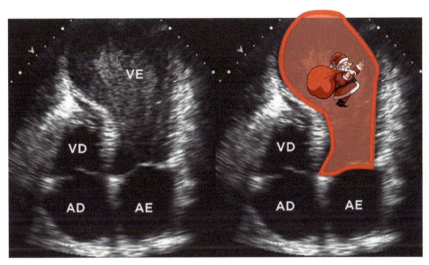

Figura 13.8 – Corte A4C em sístole.
AD: átrio direito; AE: átrio esquerdo; VD: ventrículo direito; VE: ventrículo esquerdo; 4C: quatro-câmaras.
Nota: Corte demonstrando extenso aneurisma de ponta do VE (sinal da "bolsa de papai noel" ou *Santa´s bag*) com contraste espontâneo no interior da cavidade do VE. A presença de grande dilatação do VE, de parede apical afilada e de imagem em diástole anormal não sugere síndrome de Takotsubo.
Fonte: Acervo da autoria.

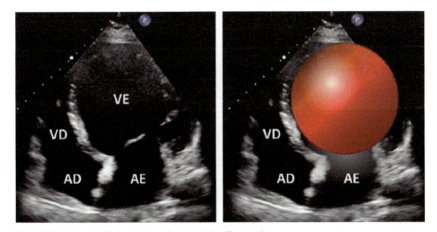

Figura 13.9 – Corte A4C demonstrando o sinal do VE em esfera.
AD: átrio direito; AE: átrio esquerdo; VD: ventrículo direito; VE: ventrículo esquerdo; 4C: quatro-câmaras.
Nota: Corte demonstrando o sinal do VE em esfera. Característico de remodelamento e dilatação crônica do VE.
Fonte: Acervo da autoria.

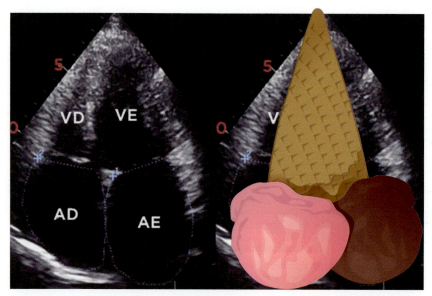

Figura 13.10 – Corte A4C demonstrando dilatação biatrial com tamanho de ventrículos normais.
AD: átrio direito; AE: átrio esquerdo; VD: ventrículo direito; VE: ventrículo esquerdo; 4C: quatro-câmaras.
Nota: Corte demonstrando dilatação biatrial com tamanho de ventrículos normais (sinal "do sorvete duplo de casquinha"). Presente na fibrilação atrial antiga, mas também pode estar presente em cardiopatia hipertrófica e infiltrativa (aumento da espessura das paredes do ventrículo), pericardite constritiva e estenose mitral + tricúspide (espessura das paredes normal).
Fonte: Acervo da autoria.

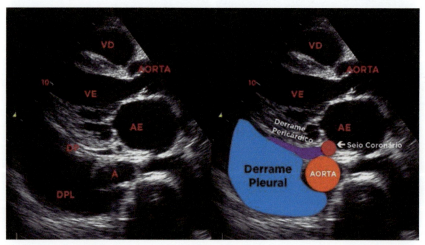

Figura 13.11 – Corte PLAX.
A: aorta; AE: átrio esquerdo; DP: derrame pericárdico; DPL: derrame pleural; VD: ventrículo direito; VE: ventrículo esquerdo.
Nota: Corte demonstrando diferença entre derrame pleural (posterior à aorta descendente) e derrame pericárdico (anterior à aorta descendente).
Fonte: Acervo da autoria.

Apêndice 1 – Atlas de Imagens • **107**

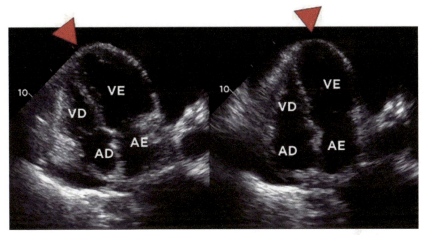

Figura 13.12 – Corte A4C demonstrando derrame pericárdico importante.
AD: átrio direito; AE: átrio esquerdo; VD: ventrículo direito; VE: ventrículo esquerdo; 4C: quatro-câmaras.
Nota: Corte demonstrando derrame pericárdico importante com modificação da posição do coração dentro do saco pericárdico (*swinging heart*).
Fonte: Acervo da autoria.

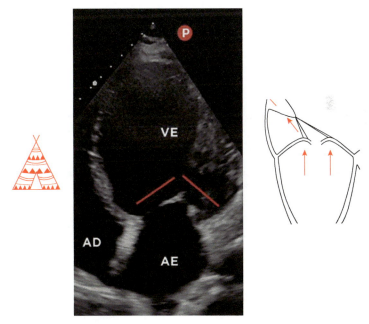

Figura 13.13 – Corte A4C em sístole máxima.
AD: átrio direito; AE: átrio esquerdo; VE: ventrículo esquerdo; 4C: quatro-câmaras.
Nota: Corte em sístole máxima demonstrando aumento das quatro-câmaras (com aumento dos volumes sistólicos biventriculares) e coaptação sistólica da valva mitral bem acima do plano do anel mitral (*tenting* – sinal da tenda).
Fonte: Acervo da autoria.

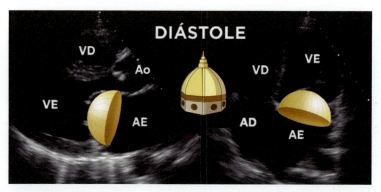

Figura 13.14 – Cortes PLAX e A4C.
AD: átrio direito; AE: átrio esquerdo; Ao: aorta; VD: ventrículo direito; VE: ventrículo esquerdo; 4C: quatro-câmaras.
Nota: Cortes demonstrando estenose mitral com sinal do domo. Observar espessamento localizado nos bordos (sinal da luva do boxeador típico da doença reumática). Nas imagens também se observa calcificação da valva aórtica.
Fonte: Acervo da autoria.

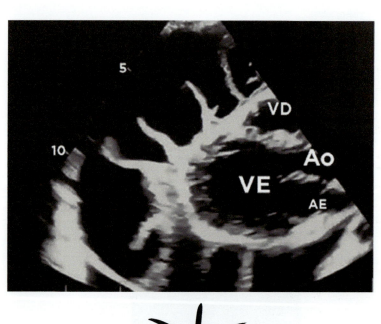

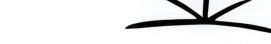

Figura 13.15 – Corte PLAX demonstrando derrame pericárdico.
AE: átrio esquerdo; Ao: aorta; VD: ventrículo direito; VE: ventrículo esquerdo.
Nota: Corte demonstrando derrame pericárdico associado a imagens filamentares em seu interior por debris inflamatórios (sinal "do cabelinho"). Permite diferenciar derrame inflamatório de trombos.
Fonte: Acervo da autoria.

Apêndice 1 – Atlas de Imagens • **109**

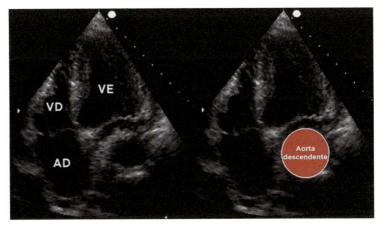

Figura 13.16 – Corte A4C demonstrando aorta descendente torácica dilatada.
AD: átrio direito; VD: ventrículo direito; VE: ventrículo esquerdo; 4C: quatro-câmaras.
Nota: Corte demonstrando aorta torácica descendente torácica dilatada, ocupando topografia do átrio esquerdo.
Fonte: Acervo da autoria.

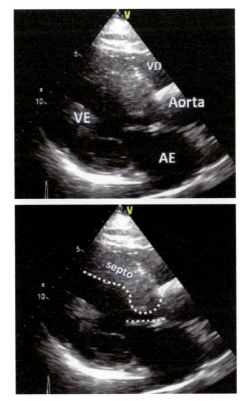

Figura 13.17 – Corte APLAX.
AE: átrio esquerdo; VD: ventrículo direito; VE: ventrículo esquerdo.
Nota: Corte demonstrando hipertrofia septal incluindo região da via de saída do ventrículo esquerdo com provável obstrução da via de saída do VE (forma obstrutiva da miocardiopatia hipertrófica).
Fonte: Acervo da autoria.

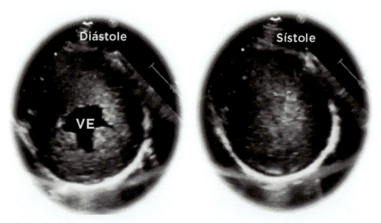

Figura 13.18 – Corte PSAX.
Nota: Corte demonstrando aumento importante da espessura das paredes do ventrículo esquerdo, com cavidade praticamente ocluída na sístole. Achado encontrado na miocardiopatia hipertrófica e doenças infiltrativas como amiloidose.
Fonte: Acervo da autoria.

14

Apêndice 2 – Valores Normais

Todas as medidas cardíacas devem ser normalizadas para área de superfície corpórea. A calculadora de superfície corpórea está disponível online nos principais sites de busca e basta informar peso e altura do indivíduo cujas medidas cardíacas devem ser calculadas. Os alunos do curso do método *point of care ultrasound* (POCUS) também terão disponível uma planilha com todos os cálculos feitos de maneira automática incluindo volumes, fração de ejeção, fração de encurtamento e eco-hemodinâmico completo.

DICA de saber os valores é uma DÁDIVA do 20 – 25 – 30 – 35 – 40

Quadro 14.1 – Valores normais das estruturas cardíacas

	VN	VN (ASC = 1,75)
DSVE	Menor que 20 mm/m^2	Menor que 35 mm
Átrio esquerdo	Menor que 25 mm/m^2	Menor que 43 mm
DDVE	Menor que 30 mm/m^2	Menor que 52 mm
VAE	Menor que 35 mL/m^2	Menor que 60 mL
Aorta	Menor que 40 mm	—

DDVE: diâmetro diastólico do ventrículo esquerdo; DSVE: diâmetro sistólico do ventrículo esquerdo; VAE: volume do átrio esquerdo; VN: valor normal; ASC: Área de superfície corpórea em m^2.
Nota: A medida normal do septo e da parede posterior do VE é 10 mm ou menos.
Fonte: Desenvolvido pela autoria.

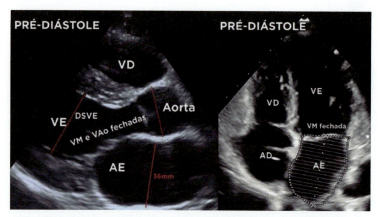

Figura 14.1 – Medidas lineares da aorta, átrio esquerdo e diâmetro sistólico do VE obtidas no corte paraesternal longitudinal na sístole máxima (imagem esquerda). Medida do volume atrial esquerdo no corte apical quatro-câmaras.
AD: átrio direito; AE: átrio esquerdo; DSVE: diâmetro sistólico final de ventrículo esquerdo; VAo: valva aórtica; VD: ventrículo direito; VE: ventrículo esquerdo; VM: valva mitral.
Fonte: Acervo da autoria.

- Valor normal do ventrículo direito (VD):
  - Corte apical quatro-câmaras (4C) com diâmetro no nível basal menor que 42 mm.
  - Corte apical 4C com diâmetro na porção média menor que 35 mm.
  - Área diastólica do VD (corte apical 4C) menor que 25 mm^2.
- Valor normal do átrio direito:
  - Corte apical 4C com área medida em diástole menor que 18 mm^2.
  - Corte apical 4C volume: 31 mL/m^2.
- Valor normal da artéria pulmonar: menor que 21 mm.

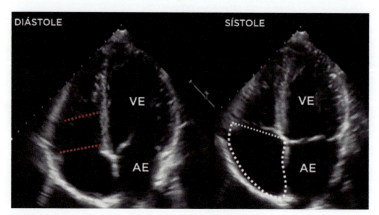

Figura 14.2 – Medicação do ventrículo e átrio direito no corte apical.
AE: átrio esquerdo; VE: ventrículo esquerdo.
Fonte: Acervo da autoria.

Apêndice 2 – Valores Normais

Tabela 14.1 – Função sistólica do ventrículo esquerdo

	Normal	Alterada Leve	Alterada Moderada	Alterada Importante
Fração de encurtamento	Acima de 30%. Limítrofe entre 27 e 30	22 a 26	17 a 21	Abaixo de 17
Fração de ejeção	Acima de 55% 50% a 55%: limítrofe Acima de 75%: hiperdinamia	40 a 49	30 a 39	Abaixo de 30 Disfunção avançada: abaixo de 20%
MAPSE	Acima de 10	6 a 10	6 a 10	Abaixo de 6
MAPSS	Acima ou igual a 8	Abaixo de 8	Abaixo de 8	Abaixo de 8
Distância e-septo	Abaixo de 10	10 a 18	10 a 18	Acima de 18
FAC% eixo curto	Acima de 40%	30 a 40	20 a 30	Abaixo de 20

Distância e-septo: menor medida entre o folheto anterior da valva mitral e o septo interventricular (usando modo-M); FAC%: diferença da área da cavidade do ventrículo esquerdo em diástole e sístole, dividida pela área do VE em diástole; MAPSE: excursão sistólica do plano do ânulo mitral, tradução do inglês *mitral annular plane systolic excursion*; MAPSS: onda S' no Doppler tecidual do anel mitral, tradução do inglês *mitral annular plane systolic speed*.

Fonte: Adaptada de Recommendations for Cardiac Chamber Quantification by Echocardiography in Adults: An Update from the American Society of Echocardiography and the European Association of Cardiovascular Imaging. Roberto M. Lang. Journal of the American Society of Echocardiography January 2015.

Quadro 14.2 – Parâmetros para quantificação e identificação da disfunção diastólica do ventrículo esquerdo

Alterada	e' menor que 0,10 cm/s
Classificação	Relação E/A
Tipo 1 (alteração do relaxamento)	Menor que 1
Tipo 2 (pseudonormal)	Entre 1 e 2
Tipo 3 (padrão restritivo)	Maior que 2, com e' menor que 0,08

Fonte: Desenvolvido pela autoria.

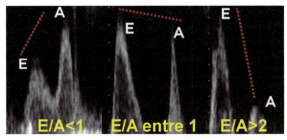

Figura 14.3 – Curvas de fluxo diastólico mitral (via de entrada do VE) demonstrando os três tipos de disfunção diastólica.
Nota: Classificar somente após identificar onda E' menor que 0,10 cm/s.
Fonte: Acervo da autoria.

Quadro 14.4 – Função do ventrículo direito	
	Normal
TAPSE	Maior que 20 mm Deve estar normal: 17 mm a 20 mm
TAPSS	Maior que 10 cm/s
Fração de área (FAC)	Maior que 35%

TAPSE: excursão sistólica do plano do anel tricúspide; TAPSS: velocidade sistólica do anel tricúspide.
Fonte: Desenvolvido pela autoria.

15

Bibliografia consultada/ sugerida

Afya. Movimentos com o transdutor utilizados durante a aquisição do ultrassom. São Paulo: Afya, 2021.

Afya. Tipos de transdutor. São Paulo: Afya, 2021. 3 ilustrações. Acervo da Escola Educação, Tecnologia e Saúde (Afya).

Almeida TM. Análise comparativa de técnicas de rastreamento de marcas acústicas em imagens de ecocardiografia. 2012. Disponível em: https://www.researchgate.net/publication/305641208_Analise_Com-parativa_de_Tecnicas_de_Rastreamento_de_Marcas_Acusticas_em_Imagens_de_Ecocardiografia.

American Society of Echocardiography. ASE's comprehensive echocardiography. 3. ed. Philadelphia: Elsevier, 2021:1024.

Armstrong WF, Ryan T. Feigenbaum's echocardiography. 8. ed. Philadelphia: Lippincott Williams & Wilkins, 2018:980.

Breitkreutz R, Walcher F, Seeger FH. Focused echocardiographic evaluation in resuscitation management: concept of an advanced life support – conformed algorithm. Crit Care Med. 2007;35(5):S150-S61. [2023 Mar. 21] Disponível em: https://journals.lww.com/ccmjournal/Abstract/2007/05001/Focused_echocardiographic_evaluation_in.6.aspx.

Jensen MB, et al. Transthoracic echocardiography for cardiopulmonary monitoring in intensive care. Eur J Anaesthesiol. 2004;21(9):700-7. [2023 Mar. 21]. Disponível em: https://journals.lww.com/ejanaesthesiology/full-text/2004/09000/transthoracic_echocardiography_for_cardiopulmonary.6.aspx.

Oktamuliani S, Saijo Y, Hasegawa K. Evaluation of blood flow dynamics in healthy and myocardial infarction hearts using Echodynamography. Proceedings of Meetings on Acoustics. 2018;32(1)020007. [2023 Mar. 21]. Disponível em: https://www.researchgate.net/publication/324555415_Evaluation_of_blood_flow_dyamics_in_healthy_and_myocardial_infarction_hearts_using_Echodynamography.

Otto CM. The practice of clinical echocardiography. 6. ed. Philadelphia: Elsevier, 2021;1024.

Soni N, Arntfield R, Kory P. Point-of-care ultrasound. 2. ed. Philadelphia: Elsevier, 2019;546.

Via, Gabriele, et al. International evidence-based recommendations for focused cardiac ultrasound. J Am Soc Echocardiog. 2014;27(7):683.e1-683.e33. [2023 Mar. 20]. Disponível em: https://www.onlinejase.com/article/S0894-7317(14)00350-2/fulltext#secsectitle0030.

USE ESSE ESPAÇO PARA FAZER SUAS ANOTAÇÕES DE CONTEÚDO

ANOTAÇÕES

Índice Remissivo

A

Abertura (*width*), 14

Abertura das valvas, 65

Abordagem guiada por problemas, 87

Abreviações, 101

Ajustes, 13

Análise

    de contratilidade global e segmentar do ventrículo esquerdo, 88

    funcional, 19

    morfológica, 19, 37

Armazenamento, 15

Aspecto(s)

    das valvas, 65

    médico-legais, 3

Atlas de imagens, 101

Átrio

    direito, 45

    esquerdo, 35

Avaliação

    da contratilidade do ventrículo direito, 46

    do pericárdio, 89

B

Balão intra-aórtico, 82

C

Câmaras
    direitas, 45
    esquerdas, 35
Choque, 93

D

Débito cardíaco e integral velocidade-tempo da via de saída do ventrículo esquerdo, 55
Derrame pericárdico, 59
    com repercussão hemodinâmica, 62
    importante, 60
    leve, 60
Dispneia/insuficiência respiratória, 92
Dor torácica, 88

E

Eco básico direcionado, 29
Eco-hemodinâmico, 49
Ecocardioscopia, 1, 29
Ecos anômalos, 37
Efeito Doppler, 6
Eixo curto da janela paraesternal, 69
Escolha do transdutor, 10
Espessamento pericárdico, 64
Estenose aórtica, 89
Exame
    alterado, 33
    normal, 32
Excursão sistólica
    do anel tricúspide, 47
    do plano do ânulo mitral, 41

F

Fechamento, 67
Focus assessed transthoracic echo, 29

Fração
    de área do ventrículo direito, 48
    de ejeção, 39, 41
    de encurtamento, 38
Frame rate, 14
Frequência, 14
Função sistólica do ventrículo esquerdo
    global, 38
    segmentar, 43

G

Ganho ou brilho, 13
Geometria ventricular esquerda, 37

I

Imagem(ns)
    2D, 13
    do transdutor cardíaco, 11
    normais e alteradas, 101
Insuficiência cardíaca, 98

J

Janela(s)
    apical
        cinco-câmaras, 74
        duas-câmaras, 74
        quatro-câmaras, 23
    avançadas, 69
    conceito de, 17
    "difícil", 77
    ecocardiográficas básicas, 17
    paraesternal
        dos vasos da base, 72
        eixo curto
            apical, 71
            da valva mitral, 69
        longitudinal (ou eixo longo), 19
        transversal (ou eixo curto), 21

subcostal
    da veia cava, 26
    quatro-câmaras, 25
supraesternal, 75

M

Marcante, o óbvio e o inquestionável (MOI), 2, 29
Medida ao Doppler tecidual, 42
Modalidades, 2
Modo
    Doppler, 14
    M (unidimensional), 40
Movimentação da valva, 65
Movimentos do transdutor, 18

O

Onda S' no Doppler tecidual do anel mitral, 42
Oxigenação por membrana extracorpórea, 80

P

Perfil hemodinâmico, 93
Pericardiopatias, 59
Point of care ultrasound (POCUS), 1
    avançado, 3
    básico, 2
    dedicado, 3
Ponta do ventrículo esquerdo, 71
Pontos de amostragem do Doppler, 13
Pós-parada cardiorrespiratória, 82
Posição, 18
Posicionamento do transdutor, 10
Potência do débito cardíaco, 57
Pressão
    de veia cava inferior, 49
    sistólica de artéria pulmonar, 51
    venocapilar pulmonar (média) – PVCP, 52
    venosa central, 49
Princípios do POCUS cardíaco, 1
Princípios do ultrassom, 5

Profundidade, 14

Protocolo FEER (*focused echocardiographic evaluation in ressuscitation management*), 83

R

Recursos em eco/ultrassonografia, 9

Refluxo tricúspide, 52

Reposição volêmica/fluidorresponsividade, 95

S

Scanning
 aórtico, 90
 pleuropulmonar, 92

Síndrome(s)
 aórticas agudas, 90
 coronariana aguda, 97

Situações especiais, 77

T

Tamponamento cardíaco, 60

Tecla <STORE>, 15

Tipos
 de aparelho, 7
 de Doppler, 9

Treinamento em cenários, 87

Tricuspid annular plane systolic speed (TAPSS), 47

Tromboembolismo pulmonar, 97

Tromboembolismo pulmonar/*cor pulmonale* agudo, 89

V

Valores normais, 111

Valvopatias importantes, 65

Velocidade de quadros, 14

Ventilação mecânica, 79

Ventrículo
 direito, 45
 esquerdo, 37